国际应急医疗队（第三类）

标准解读与建设经验

主　审　李为民

主　编　李正赤　沈　彬　黄　进

副主编　赵　欣　晏　会　胡　海

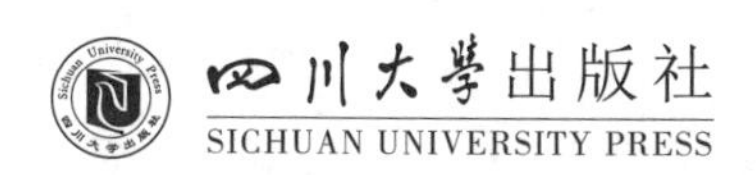

项目策划：周　艳
责任编辑：张　澄
责任校对：谢　瑞
封面设计：墨创文化
责任印制：王　炜

图书在版编目（CIP）数据

国际应急医疗队（第三类）标准解读与建设经验 / 李正赤，沈彬，黄进主编．— 成都：四川大学出版社，2022.1
ISBN 978-7-5690-5276-3

Ⅰ．①国… Ⅱ．①李… ②沈… ③黄… Ⅲ．①医疗队－标准化管理－研究－世界 Ⅳ．①R197.8

中国版本图书馆 CIP 数据核字（2021）第 279068 号

书名　国际应急医疗队（第三类）标准解读与建设经验
GUOJI YINGJI YILIAODUI (DISANLEI) BIAOZHUN JIEDU YU JIANSHE JINGYAN

主　　编　李正赤　沈　彬　黄　进
出　　版　四川大学出版社
地　　址　成都市一环路南一段 24 号（610065）
发　　行　四川大学出版社
书　　号　ISBN 978-7-5690-5276-3
印前制作　四川胜翔数码印务设计有限公司
印　　刷　郫县犀浦印刷厂
成品尺寸　170mm×240mm
印　　张　10.25
字　　数　196 千字
版　　次　2022 年 1 月第 1 版
印　　次　2022 年 1 月第 1 次印刷
定　　价　50.00 元

◆ 读者邮购本书，请与本社发行科联系。
电话：(028)85408408/(028)85401670/
(028)86408023　邮政编码：610065
◆ 本社图书如有印装质量问题，请寄回出版社调换。
◆ 网址：http://press.scu.edu.cn

四川大学出版社
微信公众号

编委会

主　　审：李为民

主　　编：李正赤　沈　彬　黄　进

副 主 编：赵　欣　晏　会　胡　海

编　　委：（按姓氏拼音排序）

安晶晶　四川大学华西医院
杜　栩　四川大学华西医院
冯　一　四川大学华西医院
何红晨　四川大学华西医院
乐高慧　四川大学华西医院
刘睿聪　四川省疾病预防控制中心
罗凤鸣　四川大学华西医院
潘玲丽　四川大学华西第二医院
乔　甫　四川大学华西医院
苏白海　四川大学华西医院
夏　伟　四川大学华西第二医院
姚　强　四川大学华西第二医院
余海放　四川大学华西医院
张　晖　四川大学华西医院
张　蜀　四川大学华西医院

参编作者：（按姓氏拼音排序）

安晶晶　四川大学华西医院
白春雷　四川大学华西医院
陈　宇　四川大学华西医院
陈　忠　四川大学华西第二医院

邓　伟　四川大学华西医院
邓　悟　四川大学华西医院
段力耕　四川大学华西医院
冯　一　四川大学华西医院
冯子男　四川省疾病预防控制中心
龚云辉　四川大学华西第二医院
何传奇　四川大学华西医院
何红晨　四川大学华西医院
胡　海　四川大学华西医院
黄　静　四川大学华西医院
黄文治　四川大学华西医院
黄子星　四川大学华西医院
江　东　四川大学华西医院
蒋　立　四川大学华西医院
蒋太刚　四川大学华西医院
乐高慧　四川大学华西医院
李雷雷　四川大学华西医院
李　涛　四川大学华西第二医院
李晓欧　四川大学华西医院
李亚星　四川大学华西医院
梁　鹏　四川大学华西医院
林　吉　四川大学华西医院
刘　建　四川大学华西医院
刘睿聪　四川省疾病预防控制中心
刘　熹　四川大学华西医院
刘昕月　四川大学华西医院
刘焱斌　四川大学华西医院
罗凤鸣　四川大学华西医院
倪　毅　四川大学华西医院
潘玲丽　四川大学华西第二医院

目　录

第一章　概述

第一节　国际应急医疗队建设背景

一、统一标准之前的国际医疗队伍存在的问题

21 世纪以来，派往受灾的中低收入国家以救援批量伤者的国际医疗队伍数量不断增加。世界卫生组织（WHO）的 *Classification and Minimum Standards for Foreign Medical Teams in Sudden Onset Disasters*（由于封面为蓝色而通常被称为“蓝皮书”）中提到，在 2010 年海地地震中，提供创伤手术服务的队伍数量创历史新高，超过 18 个中高收入国家的共计 44 个外国野战医院参与了救援。

国际医疗队伍的增加是全球团结一致的标志。它表明不仅仅是相关国家在关注灾难，其他国家也在关注。诚然，应对灾难最及时、最有效的措施是受灾国自身的应急措施，但在以下三种情况下应当给予国际力量的支持：

（1）本身没有应对能力的国家。

（2）受到灾难的影响而丧失应对能力的国家。

（3）即使是在发达的国家，但灾难的严重程度已经超过了国家的应对能力范围。

突发灾难发生后，国际医疗队伍要做的是尽全力积极救助受灾国家的伤患。在自己国家以外提供灾难后的创伤救治是非常具有挑战性的，跨国救援的医疗队伍应该有充分装备并快速地部署好，这需要积极性和丰富的知识、经验。

关于突发灾难情况下国际医疗队伍救援的数据是极其有限的，并且尚未引起科学界的足够重视。一些在救援队伍工作过的临床医生报道过救援中的外科手术，但只有少数的研究和报告试图对相应的国际反映进行评估。在海地地震案例中，部分文章质疑了灾害现场的高截肢率，另有部分文章将灾害现场的情

况总结为“医学上的失败”。国际医疗队伍的数量增加，特别是部分队伍并没有获得正式的邀请，不同队伍之间缺乏沟通和协调，整体上缺乏救治的专业标准、病历数据收集以及撤退的规范。研究表明，一些国际医疗队伍专注于创伤的救治，而忽略了基本医疗保健的需要，如缺乏必要的产科护理，缺乏解决急性传染病、常见慢性疾病及其合并症等问题的能力，缺乏儿科治疗的经验等。

2003 年世界卫生组织和泛美卫生组织（PAHO）共同撰写了突发灾难发生后外国野战医院相关指南。然而，要做到指南中提到的“在 24 小时内全面开展工作”很困难。有记录表明，1999—2003 年来突发灾难发生后到达的 77 支外国野战医院队伍中没有一支能在 24 小时内全面展开工作。在 3 天内展开工作的队伍仅有一支。一些倡议指出，关于突发灾难发生后的人道主义救援行动，缺乏明确的国际法律框架来支持相关指南，如《环球计划：人道主义宪章与人道主义救援响应最低标准》（即 Sphere 手册）。

二、古巴会议提出“外国医疗队”建设框架

外国野战医院、泛美卫生组织和卡罗林斯卡研究所于 2010 年在古巴召开了技术咨询会（称“古巴会议”），尝试系统解决国际医疗队伍存在的问题。会议的主要目的：

（1）给外国医疗队伍救助的国家、派出队伍的机构提供技术支持和权威指引。

（2）拓宽世界卫生组织和泛美卫生组织 2003 年撰写的外国野战医院相关指南范围，为国际医疗队伍最低标准的规划做出贡献。

（3）建立全球注册认证和国际医疗队伍的协作机制。

在此次会议上，“外国医疗队”（Foreign Medical Team，FMT）被确定为国际医疗队的名称。会议指出，队伍需遵循国际规则和标准，并且在世界卫生组织注册，同时需要描述队伍的各项能力。此次会议明确了队伍的分类依据应侧重外国医疗队提供的服务和能力，而不是其队伍的框架结构。会上成员全体一致支持组建外国医疗队工作组，外国医疗队工作组的目的在于建立一个加强外国医疗队协调和问责的流程，以及外国医疗队的注册系统。

会议还提出，改进外国医疗队的响应也符合世界卫生组织改革和机构间常设委员会（IASC）改革议程，旨在改进人道主义救援反应的领导、规划、协调和问责制度，力求做出有效、及时和可预测的反应。世界卫生组织新的紧急反应框架和全球卫生部门工作计划的支柱是与合作伙伴协调一致的有关突发灾难的管理机制。

古巴会议后，外国医疗队工作组得到了全球卫生部门的认可，世界卫生组织组织召开了两次会议，参会者包括外国医疗队的提供者、接受者和资助者以及学术界专家。在2011年12月的外国医疗队工作组会议期间，两个文件构成了外国医疗队注册的支柱。第一份文件提供了外国医疗队明确的定义、标准和简单的灾前登记表；第二份文件描述了外国医疗队到达时的注册登记过程，以及外国救援队相应突发灾难的协调和报告机制。注册登记时根据规定的分类系统，明确外国医疗队的类型、能力和服务内容，是改善外国医疗队响应的一个步骤。

三、外国医疗队更名为应急医疗队

外国医疗队于2010年在世界卫生组织、全球卫生部门和其他行动者的支持下发展起来，旨在完善应对灾难的国际紧急医疗队的质量标准和责任制度。2013年，第一版 *Classification and Minimum Standards for Foreign Medical Teams in Sudden Onset Disasters*，其中规定了外国医疗队的容量、服务和最低部署标准。2015年7月推出了全球质量保证和外国医疗队组织分类名单。2015年12月在巴拿马举行的应急医疗队全球会议上通过了一些修改建议，包括将外国医疗队更名为应急医疗队（Emergency Medical Team，EMT)，以及区分国际应急医疗队和国家应急医疗队，将其分别命名为I-EMT和N-EMT。2019年，新版的 *Classification and Minimum Standards for Foreign Medical Teams in Sudden Onset Disasters* 讨论稿在当年的应急医疗队全球会议上进行了讨论。

第二节　世界卫生组织国际应急医疗队简介

一、概述

世界卫生组织国际应急医疗队倡议，部署有质量保证的医疗队，增强受灾国家或地区的卫生系统能力。当灾难发生时，响应越快，结果越好。

（一）国际应急医疗队的概念

国际应急医疗队是全球卫生救援力量的重要组成部分。来自其他国家或地区的医务人员在紧急情况下作为团队成员派遣到受灾国进行医疗保健援助。该团队须拥有标准化、规范化的培训、设备和用品，能够成功应对灾难，实现自给自足，满足国际应急医疗队的最低标准，并能提供适合环境的护理质量，而不是给受灾国家或地区带来负担。

（二）国际应急医疗队的任务

快速部署和协调有质量保证的、通过了世界卫生组织认证的应急医疗队伍，以减少突发性灾害中的生命损失和预防残疾。

（三）国际应急医疗队组建的意义

（1）使各国能够提高自己国家的医疗能力，然后利用这些能力在紧急情况下协助其他国家或地区。

（2）使受影响国家或地区能够及时接受国际应急医疗队的援助。

（3）受灾人群可以依赖国际应急医疗队进行培训，受灾者及其家属可以期待国际应急医疗队为其提供最低标准的安全应对服务。

（4）每个团队都有独特的技能。确定这些技能并将其置于现场时需要协调和沟通。国际应急医疗队成员帮助协调安置。

（四）国际应急医疗队组建的基础条件

受灾人群需要具备既定标准的合格专业人员为其提供优质的医疗保健援助。世界卫生组织要求所有国际应急医疗队清楚地描述他们所能提供的服务和能力。

1. 世界卫生组织要求所有国际应急医疗队队员必须满足以下条件：

（1）获准在本国执业，是该领域的专家。

（2）具有医疗事故保险。

（3）在国家主管部门和牵头国际机构注册（并获得许可）。

2. 世界卫生组织要求所有国际应急医疗队团队必须满足以下条件：

（1）明确声明自身具备的能力和可提供的服务。

（2）在救灾期间定期报告。

（3）对病历保密并安排转诊计划。

（4）与当地卫生系统合作。

（5）自给自足。

（6）确保物资和药物符合国际标准。

（7）维持环境卫生和遵行医疗废物管理标准。

（8）保证团队成员的健康和安全。

二、世界卫生组织国际应急医疗队分类系统

国际应急医疗队分为四种不同的类型：第一类、第二类、第三类和专业队伍，每个队伍通过世界卫生组织认证后将进行定型认证。此类型的划分取决于

队伍的能力，而不是单纯地从组织机构或设备情况等方面来评估。此外，队伍要能够并且愿意遵循世界卫生组织的人道主义救援原则和最低标准。

国际应急医疗队与受灾地区通过协商，可以在一个可运作的受灾地区医院或健康中心提供服务，也可以给受灾地区提供救援的设备。

如果一支国际应急医疗队通过认证并宣称提供特定类型服务，可认为该队伍达到了救援涉及的相关服务的技术标准。以下内容具体说明了这四类队伍的类型、任务、服务内容、主要特征、基础标准和运行时长要求。

（一）第一类（T1）

1. 类型：

门诊急救医疗，分为固定型（即野外救护所）和移动型（即野外医疗队）。

2. 任务：

提供伤者门诊初步急救和其他重要医疗保健服务。

3. 服务内容：

对严重创伤以及非创伤急症患者进行分类、评估、急救、稳定以及转送，对小型创伤及非创伤急症患者进行治疗护理。

4. 主要特征：

（1）运营灵活以及具有适应性。

（2）医疗护理能够适应当地环境和规模。

（3）人员以及设备能够满足成人与儿童。

5. 基础标准：

固定型每日接待50位患者，移动型每日接待100位患者。

6. 运行时长要求：

日间服务。

（二）第二类（T2）

1. 类型：

住院、普通手术和急救医疗。

2. 任务：

住院的急诊医疗，能够提供创伤手术、产科手术以及其他危重情况的抢救。

3. 服务内容：

（1）手术分类、评估以及高级生命支持。

（2）确定性伤口的处理和骨折的基本处理。

（3）损伤控制性手术。

（4）一般性紧急产科手术。

（5）非外伤人员的住院医疗。

（6）基础麻醉、X线检查、输血、实验室检查和康复服务。

（7）接收和转运。

4. 主要特征：

（1）利用现有设施进行操作。

（2）具有洁净的手术室环境。

（3）可随病情和环境变化提供合适的医疗护理。

（4）多学科团队协同工作，能解决资源稀缺问题。

5. 基础标准：

（1）1个手术中心，至少1间手术室。

（2）至少20张住院病床。

（3）至少每天开展7台大手术或15台小手术。

6. 运行时长要求：

全天候服务。

（三）第三类（T3）

1. 类型：

住院及转诊、接诊。

2. 任务：

接收复杂的住院患者进行复杂的手术，重症监护。

3. 服务内容：

（1）首先满足第二类国际应急医疗队规定的服务。

（2）处理复杂伤口和进行骨科医疗。

（3）增强X线检查、输血、实验室检查、康复服务。

（4）高水平的成人和儿童麻醉支持。

（5）24小时的重症监护病房。

（6）接收和转诊。

4. 主要特征：

（1）利用现有设施进行操作。

（2）手术室无菌。

（3）多学科团队协同工作。

（4）接收从第一类和第二类国际应急医疗队转诊的复杂患者。

5. 基础标准：

（1）至少 2 间手术室。

（2）至少 40 张住院病床。

（3）至少每天开展 15 台大手术或 30 台小手术。

（4）4～6 张重症监护病床。

6. 运行时长要求：

全天候服务。

（四）专业队伍

1. 类型：

附加的专科治疗队伍。

2. 任务：

提供附加的专科医护技术。

3. 服务内容：

提供某项专科医疗或护理，如烧伤、挤压综合征、透析、颌面外科、矫形外科、康复、妇产科、新生儿和儿科等的专科医疗或护理。

4. 主要特征：

（1）对于专业技术的需求进行部署。

（2）与其他队伍或当地医疗机构进行整合，提供援助。

（3）可提供部分的自身供给。

5. 基础标准：

无具体标准。

6. 运行时长要求：

无具体标准。

三、已经通过世界卫生组织认证的国际应急医疗队

自世界卫生组织开始认证工作以来，全球已经有 22 支队伍通过了世界卫生组织认证，其中第一类队伍 7 支（美国 1 支，德国 3 支，新西兰 1 支，哥斯达黎加 1 支，挪威 1 支），第二类队伍 12 支（厄瓜多尔 1 支，俄罗斯 2 支，英国 1 支，德国 2 支，西班牙 1 支，意大利 1 支，澳大利亚 1 支，日本 1 支，中国广东和上海各 1 支），第三类队伍 2 支（以色列 1 支，中国四川 1 支），特殊分队 1 支（澳大利亚 1 支）。截至 2019 年 3 月，已经通过认证的队伍基本情况见表 1—1—1。

表 1-1-1　已经通过世界卫生组织认证的国际应急医疗队

序号	队伍名称（英文）	队伍名称（中文）	组织类型	分类	兼分类	国家	区域
1	All Russian Centre for Disaster Medicine (Zaschita)	俄罗斯卫生部灾难医学中心	政府	第二类	无	俄罗斯	欧洲
2	Arbeiter-Samariter-Bund（ASB）Deutschland	—	非政府组织	第一类（固定型）	无	德国	欧洲
3	Central Airmobile Rescue Team of EMERCOM	俄罗斯紧急状态部	政府	第二类	无	俄罗斯	欧洲
4	Israel Defence Force	以色列国防军医疗队	政府	第三类	无	以色列	欧洲
5	Johanniter	—	非政府组织	第一类（固定型）	无	德国	欧洲
6	United Kingdom Emergency Medical Team (UK-EMT)	英国应急医疗队	政府	第二类	无	英国	欧洲
7	Costa Rica Seguro Social	哥斯达黎加社会保障部	政府	第一类（固定型）	第一类（移动型）	哥斯达黎加	泛美地区
8	Ecuador Ministry of Health	厄瓜多尔卫生部	政府	第二类	无	厄瓜多尔	泛美地区
9	Australian Medical Assistance Teams (AUSMAT)	澳大利亚医疗救援队	政府	第二类	第一类（固定型）	澳大利亚	西太平洋区
10	China International Emergency Medical Team (Guangdong)	中国国际应急医疗队（广东）	政府	第二类	无	中国	西太平洋区
11	China International Emergency Medical Team (Shanghai)	中国国际应急医疗队（上海）	政府	第二类	无	中国	西太平洋区

续表

序号	队伍名称（英文）	队伍名称（中文）	组织类型	分类	兼分类	国家	区域
12	Japan Disaster Relief Team-JDR（JICA）	日本灾害救援队	政府	第二类	无	日本	西太平洋区
13	New Zealand Ministry of Health	新西兰卫生部	政府	第一类（固定型）	无	新西兰	西太平洋区
14	China International Emergency Medical Team（Sichuan）	中国国际应急医疗队（四川）	政府	第三类	无	中国	西太平洋区
15	Norwegian Directorate of Health	挪威卫生部	政府	第一类（固定型）	第一类（移动型）	挪威	欧洲
16	Team Rubicon	—	非政府组织	第一类（移动型）	无	美国	泛美地区
17	Humedica International Aid	—	非政府组织	第二类	无	德国	欧洲
18	Spanish Agency fo International Development Cooperation（AECID）	西班牙国际合作发展署	政府	第二类	无	西班牙	欧洲
19	Regione Piemonte	皮埃蒙特大区队伍	政府	第二类	无	意大利	欧洲
20	International Search and Rescue（ISAR）Germany	德国国际搜救队	政府	第二类	无	德国	欧洲
21	Malteser International	—	政府	第一类（固定型）	无	德国	欧洲
22	Aspen Medical	—	政府	特殊分队	无	澳大利亚	西太平洋区

第三节　我国组建的国际应急医疗队

自世界卫生组织开始认证以来，截至 2019 年 3 月，我国已有三支队伍通过了国际应急医疗队相关认证，包括上海市东方医院（同济大学附属东方医院）组建的中国国际应急医疗队（上海）、广东省第二人民医院（广东省应急医院）组建的中国国际应急医疗队（广东）和四川大学华西医院组建的中国国际应急医疗队（四川）。其中，中国国际应急医疗队（四川）是全球首支非军方的第三类国际应急医疗队。

三支国际应急医疗队先后落户我国，是我国加强国家层面应急体系建设的阶段性成果体现，成为我国政府与世界卫生组织开展深入有效合作的例证。

一、中国国际应急医疗队（上海）简介

中国国际应急医疗队（上海）和两支俄罗斯国际医疗队是首批通过世界卫生组织认证评估的国际应急医疗队，由世界卫生组织于 2016 年 5 月 24 日在日内瓦宣布认证通过。

中国国际应急医疗队（上海）是一支专业技术过硬、具备综合救援能力的医疗救援队，曾参与汶川大地震等灾难救援以及上海世博会等重大活动保障任务。其能够在现场搭建一个相当于二甲医院救治规模的帐篷医院，包括手术室、监护室、40 个床位的病房等，每天能完成 7 台大手术和 15 台小手术，并有自给自足的能力，可保证救灾的时候不对当地的灾民和政府造成额外的负担。除了保证治疗，国际应急医疗队还能保证医疗队员和患者的生活；除了配备创伤外科、心脏外科等救援地常见的手术科室，国际应急医疗队还配备了心理科医生；除了保证灾后紧急救治，国际应急医疗队还可以帮助灾民开展日常的医疗工作。

中国国际应急医疗队（上海）由来自上海市东方医院（同济大学附属东方医院）的 56 名核心队员组成，包括医疗相关人员（20 名医生、16 名护士、辅助科室人员）和后勤保障人员。其中医疗相关人员来自急诊内外科、心脏内外科、神经内外科、骨科、呼吸科、普外科、妇科、儿科、麻醉科、医技科、护理科、传染科等不同科室。另外还有约 200 名预备队员。所有队员都必须通过专门培训，年龄在 35 岁左右，对于医生的要求是能独立完成某一专科的诊疗任务。队伍以主治医生为主，职称和学历都比较高，包括 8 名博士和多名硕

士。国际救援涉及外语的交流，因此要求队员掌握的语种要相对齐全，包括日语、阿拉伯语、韩语、俄语等，以便无论到哪个救援地，都能顺利展开救援。所以这支队伍里有很多人都有国外培训经历。

二、中国国际应急医疗队（广东）简介

中国国际应急医疗队（广东）由广东省第二人民医院（广东省应急医院）承建，是国家卫生和计划生育委员会（现称：国家卫生健康委员会）首批建成的 6 支国家紧急医学救援队之一，主要负责境内外重大突发事件紧急医疗救援、重大社会活动医疗保障等工作。2017 年 5 月 26 日，中国国际应急医疗队（广东）通过世界卫生组织专家组的严格评估认证，成为第二支中国国际应急医疗队（第二类）。

中国国际应急医疗队（广东）具备很强的专业技术力量、先进的自我保障能力，且富有应急救援经验。中国国际应急医疗队（广东）具备两大支撑平台——车载移动医院和移动帐篷医院，所有的救援工作流程都是标准化、模块化的。车载移动医院配备了应急指挥车、急救车、手术车、X 线医技车、门诊车、药品药械车、住宿车、水电油保障车等多辆专业特种应急救援车辆。帐篷医院涵盖了急救室、手术室、内科、外科、妇产科、儿科、普通病房及隔离病房等功能科室，具备危重症急救、临床检验、紧急手术、留观隔离、灭菌消毒及制水制氧、废水处理、住宿供应等自我保障的能力。帐篷医院拥有 20 张病床，能够 24 小时运营，可自给自足 14 天。帐篷医院正常运作后每天可完成 7 台大手术或 15 台小手术，每天可接待门诊患者 100 人次以上。中国国际应急医疗队（广东）联合厂家自主研发了多种救援器材，拥有多项创新发明专利，使得救援装备轻型化、小型化、智能化，适合飞机运输，可长距离投放。

三、中国国际应急医疗队（四川）简介

由四川大学华西医院牵头筹建的中国国际应急医疗队（四川）于 2018 年 5 月 5 日正式通过了世界卫生组织专家团队的评估认证，成为全球第十五支国际应急医疗队，是全球第二支、中国第一支国际最高级别（第三类）的国际应急医疗队，同时也是全球首支非军方的第三类国际应急医疗队。

世界卫生组织专家、国际应急医疗队项目的负责人 Ian Norton 在认证时提到，中国国际应急医疗队（四川）能够根据前期预评估的结果快速响应整改，患者就诊流程的安排、传染性疾病防控、水电管理、信息系统等方面都赢得了专家团队的一致认可，这充分体现了中国国际应急医疗队（四川）加入国

际应急医疗队大家庭的决心和能力。中国国际应急医疗队（四川）的实验室、药房和指挥信息管理水平很高，可作为标杆向全球推荐。

中国国际应急医疗队（四川）有核心队员166人，覆盖所有临床医学专业二级学科，其中医生41人，护理人员65人，疾病防控及后勤保障等其他人员60人；设有普通病房床位40张（含独立的妇产病房、儿科病房、康复病房），重症监护病房床位6张，隔离病房床位4张；能完成200人次/日的门诊患者诊治，30台次/日的小手术或15台次/日的大手术；设有手术室2间，其中层流手术室1间，能完成常规胸腹部急诊手术，特别是骨科内外固定、神经外科颅脑创伤等手术；全队标准配置下占地面积约9000平方米，总装备1827余件，能独立完成28天的临床医疗工作。

第四节　中国国际应急医疗队建设的意义和对未来的展望

一、中国国际应急医疗队建设的意义

（一）标志着我国应急医学救援接近或达到了国际先进水平

三支中国国际应急医疗队通过世界卫生组织认证，标志着我国对突发公共事件的应对能力、指挥协调能力、监测预警能力、快速反应能力、有效处置能力接近或达到国际先进水平。我国应急医学救援的国际化水平主要体现在两个方面：

（1）快速反应能力极强。

（2）处置突发事件时，对于涉及生命的事件的处置能力，目前我国也接近或达到了国际先进水平。

达到以上两个方面要求的前提是物资、装备、技术、人员四个方面达到要求。中国在这四方面的配置、储备都是齐全的，达到了国际标准，甚至在有的方面超过了国际标准，这为快速反应、有效处置提供了很好的保障。

（二）指导我国其他卫生应急队伍的标准化建设

在世界卫生组织框架下建立国际应急医疗队伍可对我国卫生应急队伍的后续建设起到指导作用。中国国际应急医疗队的建设得到世界卫生组织专家的认可，符合中国的特色，可推广、可复制。

（三）引领中国应急医学救援产业的发展

中国国际应急医疗队参与国际救援，在设备、培训、机制、运输方面均要

与国际先进水平看齐，应根据国际救援提出的需求，研发和创新我国的应急救援装备，从而促进中国应急医学救援产业的发展，提高在国际环境中参与国际应急救援的竞争力，使中国应急医学救援产业达到国际先进水平。

（四）支撑与促进“一带一路”倡议

“一带一路”沿线国家具有重要的地理位置和合作价值，而从整体来看，“一带一路”沿线国家区域内各类突发事件的绝对风险水平处于相对高位。与世界卫生组织开展卫生应急合作，可以在卫生应急方面为“一带一路”沿线国家提供医疗和公共卫生援助；开展跨境紧急医学救援合作，可以增强“一带一路”沿线国家的获得感，对“一带一路”沿线、印度洋和大多数非洲国家等的援助可以让这些国家更好地应对各类突发事件的挑战。卫生合作对“一带一路”倡议实施的支撑与促进作用日益显现。

（五）展现大国风范

我国近年来经济发展有目共睹，经济实力和军事实力均大幅增强。为了实现中华民族的崛起，还需要多个方面的能力提升，其中参与国际救援、援助受灾国可以提升我国在世界的影响力，展现大国风范。

二、对未来的展望

中国国际应急医疗队的建设促进了我国卫生应急救援水平的整体提升，在参加国际救援的过程中与世界各国的应急医疗队相互学习、相互促进，使我国应急医学救援的整体水平接近、达到甚至超过国际水平。

中国国际应急医疗队的建设也使我们看到国际应急救援的需求，未来一段时间内我国将会鼓励部分成熟的国家紧急医学救援队伍继续申请认证国际应急医疗队，让更多的队伍参与国际应急救援。这样不仅可以提升大家的医疗水平，也可以在新的挑战中提出新的设备、人员需求，开展科技研发，促进灾难医学学科的发展。

中国国际应急医疗队在未来的发展中将会继续实施跨国救援活动，在受灾国提升我国的影响力，将我国先进的医学知识技术和医学设备推广到这些国家，促进我国应急医学产业的国际化，同时也扩大我国在灾难医学方面的影响力，以期在未来参与国际灾难医学相关标准制定，进一步提升我国的国际影响力和国际认可度。

第二章　世界卫生组织国际应急医疗队（第三类）核心标准解读与建设经验

第一节　全球队伍协调核心标准解读与建设经验

所有的国际应急医疗队（第一类、第二类、第三类和专业队伍）必须遵守核心标准，各类型的国际应急医疗队必须符合救护服务最低技术标准。救护服务最低技术标准是被国际公认的，但世界卫生组织鼓励具备资源和经验的队伍超过这一标准，但同时要考虑不会影响到当地卫生系统。

一、全球队伍协调核心标准解读

（一）全球队伍协调核心标准描述

世界卫生组织国际应急医疗队（第三类）在全球队伍协调方面的标准见表2－1－1。

表 2－1－1　世界卫生组织国际应急医疗队（第三类）在全球队伍协调方面的标准

标准的编号	标准的名称	标准的描述
标准 A	全球及国家协调标准	要求队伍与国际组织、受灾国、其他国际应急医疗队和卫生系统协作
标准 B	全球分类标准	要求队伍建设应基于国际应急医疗队分类系统
标准 C	报告标准	要求队伍使用标准格式定期向国家机构和世界卫生组织报告
标准 F	转诊协调	要求队伍能够满足当地的转诊需求

以上标准是国际应急医疗队在联合国国际救援框架下需要达到的核心标准。要满足此标准，需要对联合国国际救援框架有一定的认识。

（二）联合国国际救援框架简介

目前，联合国国际救援框架下有两种与灾难医学救援相关的国际队伍：一种是世界卫生组织认证的国际应急医疗队（Emergency Medical Team，EMT），另一种是国际城市搜索与救援队（Urban Search and Rescue，USAR）中的医疗队。

在联合国国际救援框架下，两种队伍在到达受灾国后接受接待与撤离中心（Reception Departure Centre，RDC）、现场行动协调中心（On－Site Operations Coordination Centre，OSOCC）的调配，另外，这两种队伍也有各自的协调机构，国际应急医疗队具体的协调机构是国际应急医疗队协调中心（Emergency Medical Team Coordination Cell，EMTCC），国际城市搜索与救援队中的医疗队具体的协调机构是国际城市搜索与救援队协调中心（Urban Search and Rescue Coordination Cell，UCC）。此外，这两种队伍还可以通过全球灾害预警协调系统（Global Disaster Alerting Coordination System，GDACS）和虚拟现场行动协调中心（Virtual On－Site Operations Coordination Centre，VOSOCC）以在线的方式实现信息共享。

（1）接待与撤离中心。接待与撤离中心由联合国国际搜救咨询组或者率先抵达的国际城市搜索与救援队在当地政府相关机构协调下建立，用于协调后续抵达的国际响应队伍、其他人道主义援助力量。此机构收集各个国际响应队伍的情况，并向现场行动协调中心和受灾国相关机构汇报情况和信息。为方便工作，接待与撤离中心通常建立在受灾国机场，所有队伍在抵达受灾国后应首先于接待与撤离中心进行登记注册，在撤离前也应向接待与撤离中心汇报和请示。

（2）现场行动协调中心。现场行动协调中心是联合国建立在受灾国的核心协调机构，帮助协调组织内部的重要事务，如卫生防疫、水、食物、庇护所等。现场行动协调中心通常建立在与当地政府和灾害现场相近的安全地点。

现场行动协调中心的核心目标包括：

①在缺乏协调机制的情况下，快速提出方案，促使国际响应队伍与受灾国政府之间开展现场合作。

②当突发灾难发生时，为即将抵达的国际响应队伍建立一个服务枢纽单位，优化多支国际响应队伍的协调和救援工作。

（3）国际应急医疗队协调中心。国际应急医疗队协调中心是在受灾国成立的多个国际应急医疗队的协调机构，其功能类似于我国国内救援时成立的现场指挥部。其任务包括根据当地情况和各个国际应急医疗队情况进行任务分配，与当地政府协调国际应急医疗队的救援事项，收集与统计数据，以调配国际应急医疗队资源，解决国际应急医疗队在救援过程中遇到的问题。国际应急医疗队协调中心是世界卫生组织指挥调度各个国际应急医疗队的核心机构，也是各个国际应急医疗队在救援过程中联系全球相关医疗机构的关键纽带。

（4）国际城市搜索与救援队协调中心。国际城市搜索与救援队协调中心是在受灾国成立的多个国际城市搜索与救援队的协调机构。其任务包括根据当地情况和各个国际城市搜索与救援队情况进行任务分配，与当地政府协调救援事项，收集与统计数据，以调配国际城市搜索与救援队资源等。

（5）全球灾害预警协调系统。全球灾害预警协调系统是联合国、欧盟委员会和全球灾害管理者之间的合作框架，旨在改善突发灾难发生后第一阶段的警报、信息交流和协调水平。

（6）虚拟现场行动协调中心。虚拟现场行动协调中心是基于万维网的信息管理工具，是现场行动协调中心的在线版本，其属于全球灾害预警协调系统的一部分。

虚拟现场行动协调中心是重要的信息共享网络平台，在突发灾难中促进国际响应队伍、受灾国和联合国等机构间近于实时地交流信息。虚拟现场行动协调中心的使用仅仅限于相关方，即需要注册和认证。其由联合国人道主义事务协调办公室下属单位启动与协调支持部门（Activation and Coordination Support Unit，ACSU）进行管理。

在联合国国际救援框架下，国际应急医疗队应该接受受灾国当地卫生部门的统一安排，与国际组织和当地卫生部门进行信息沟通，接受统一调配。

二、全球队伍协调核心标准建设经验

（一）核心标准 A：国际应急医疗队要与国际组织、受灾国等合作

队伍抵达后在受灾国有关主管部门或主导国际机构进行注册，并与全球、国家和地方各级机构间建立反应协调机制，同时与其他国际应急医疗队和卫生系统协作。

中国国际应急医疗队可通过以下方式遵守核心标准 A：在发生突发灾难后，中国国际应急医疗队将立即通过虚拟现场行动协调中心传达其可用性和响应能力。中国国际应急医疗队队长将填写虚拟现场行动协调中心国际应急医疗队团队简介表并提交世界卫生组织，同时撰写一份声明总结。中国国际应急医疗队还将通过国际应急医疗队协调中心与受灾国有关主管部门联系，向他们提

供打算部署的中国国际应急医疗队人员的完整名单，以及他们相关的专业机构注册号码和验证这些信息的途径。中国国际应急医疗队还将向受灾国政府和国际应急医疗队协调中心提供患者知情同意书副本，要求尽快将其翻译成所有需要的语言，以上这些事宜由中国国际应急医疗队队长负责。中国国际应急医疗队抵达受灾国后，将于有关主管部门或主管国际机构登记，提供相关文件的印刷本。中国国际应急医疗队将在接待和撤离中心协助受灾国政府做出国际反应。在整个部署过程中，中国国际应急医疗队将通过国际应急医疗队协调中心与各国家和地区的机构建立协调机制，以及与其他国际应急医疗队和卫生系统开展合作。

（二）核心标准 B：国际应急医疗队建设要匹配世界卫生组织标准化的国际应急医疗队分类系统

基于国际应急医疗队分类系统，队伍抵达时向受灾国有关主管部门或主导国际机构报告目前队伍能够提供的医疗服务类型和服务容量。

中国国际应急医疗队可通过以下方式遵守核心标准 B：

①中国国际应急医疗队的队伍组成应符合世界卫生组织国际应急医疗队最低标准，以满足特定服务提供需求。

②中国国际应急医疗队应确保其能够成为国际应急医疗队的积极组成部分，并根据需要接受和转诊患者。

③中国国家卫生健康委员会将始终确保在中国国际应急医疗队部署的管理和行动人员适合中国国际应急医疗队机制，以便进行更广泛的国际人道主义响应。

（三）核心标准 C：国际应急医疗队建设要符合国际通用的信息上报标准

队伍在响应期间，定期使用标准的报告格式向国家机构和世界卫生组织进行报告。

中国国际应急医疗队在建设时必须要认识到在任何部署过程中定期报告的重要性。如核心标准 A 所述，中国国际应急医疗队应在相关表格中登记其基本信息。部署过程中，中国国际应急医疗队将填写多个报表，其中一个报表为每 24 小时完成一次的世界卫生组织国际应急医疗队日报表，并通过国际应急医疗队协调中心提交给虚拟现场协调中心。这些报告使相关平台能够根据需要高效、有效和保密地管理患者和工作人员，以提供最佳医疗服务。此外，如果可以在当地采购某些物品，则可以向有关国家主管部门或应急医疗队协调中心提交补给表。在部署结束时，中国国际应急医疗队应完成世界卫生组织国际应急医疗队退出报告。中国国际应急医疗队只有在医疗卫生部门或其他相关国家主管部门确定患者医疗结束后才可以开始撤退。

（四）核心标准F：国际应急医疗队要能完成国际组织和（或）受灾国的转诊任务

中国国际应急医疗队的转诊机制需与其临时运作的卫生系统或其他参与国际救援的应急医疗队相一致。因此，中国国际应急医疗队将要求国际应急医疗队协调中心和（或）相关的卫生部门提供在中国国际应急医疗队附近运作的有关国家卫生服务机构和其他国际应急医疗队的信息。中国国际应急医疗队提供门诊和住院护理，意在疏导患者，或在安全的情况下尽快将患者转回适当的国家医疗服务中心。此外，为了向受影响的社区提供最佳医疗服务，中国国际应急医疗队将一如既往地接收和（或）转诊患者。若患者的救治超出中国国际应急医疗队临床能力，他们将不被接纳，而是被迅速转移至最近的适当医疗点。对于入院后病情恶化的患者，中国国际应急医疗队建立了快速转诊机制，确保转诊患者得到适当和安全的转移。中国国际应急医疗队在将患者转诊至其他医疗机构，以及在接收其他机构转诊时使用患者转诊表格，所有患者转诊（转出和转入）信息也都记录在世界卫生组织国际应急医疗队日报表中。所有患者转诊都应通过相关的国家权威机构，例如通过国际应急医疗队协调中心完成，这对转运交通工具和转运人员提出了要求。队长有责任进行转运风险评估。

第二节　队伍建设核心标准解读与建设经验

一、队伍建设核心标准解读

世界卫生组织国际应急医疗队（第三类）在队伍建设方面的核心标准见表2-2-1。

表2-2-1　世界卫生组织国际应急医疗队（第三类）在队伍建设方面的核心标准

标准的编号	标准的名称	标准的描述
标准D和E	医疗记录	要求队伍提供个体诊治记录
标准G	队员合格与认证	所有队员必须有当地的资格认证

续表

标准的编号	标准的名称	标准的描述
标准 H	队员的各类培训与技能	所有队员需要经过标准的培训，新队员需在老队员的带领下工作
标准 I	国际药品和设备	国际应急医疗队所携带的药品和设备有质量保证
标准 L	赔偿及医疗事故	国际应急医疗队能对赔偿及医疗事故做出积极反应，并有处理预案
标准 M	团队健康及福利	国际应急医疗队需要尽量保障团队成员的健康和安全

（一）核心标准 D 和 E：医疗记录的标准

要求队伍对提供的治疗、临床监护和可能出现的并发症采取保密性记录，并向患者提供所采取治疗以及按计划/需要进行转诊的个体诊疗记录。

（二）核心标准 G：队员合格与认证的标准

要求所有队员必须在原籍国注册执业，必须具备工作相关的执业许可证。

（三）核心标准 H：队员的各类培训与技能的标准

要求国际应急医疗队的队员培训达到以下标准：

（1）所有队员均为各自领域的专家。

（2）队员都受过适当的冲突或突发灾害手术创伤管理培训。

（3）大部分队员受过全球卫生、灾害医学相关培训，具有在严峻环境下提供医疗服务的经验。

（4）对新队员进行培训并提供相关工作经验，让年轻和无经验的队员在后期阶段也能具备灾难应对能力，并确保其在经验丰富的同事的监管下行动。

（四）核心标准 I：国际药品和设备的标准

国际应急医疗队应确保他们携带的所有药品和设备符合国际质量标准和药品捐赠指南。

（五）核心标准 L：赔偿及医疗事故的标准

国际应急医疗队应保证其团队成员拥有充分的医疗事故保险，并且拥有相应机制处理患者的投诉和医疗事故的相关指控。

（六）核心标准 M：团队健康及福利的标准

国际应急医疗队必须有相应预案保障其团队成员的健康和安全，具备遣送回国、退出等机制。

二、队伍建设核心标准建设经验

（一）核心标准D和E：医疗记录

中国国际应急医疗队遵守世界卫生组织国际应急医疗队核心标准D和E，为所有患者保密病历，并在需要时向他们提供出院和转诊文件。所有相关文件和咨询均通过翻译员以适当的语言提供。中国国际应急医疗队以纸质版和数字版两种形式来维护和生成医疗记录。数字版是首选。

知情同意书会在国际应急医疗队投入运行之前翻译成相应语言。除此之外，在与有意识的患者和（或）患者家属进行沟通时，翻译者将一直在场。转诊文件需要根据具体情况进行翻译，最好由具有临床背景的当地工作人员进行翻译。在临床医生完成患者治疗表格之前，在整个护理期间患者的腕带上应持续保留患者被赋予的唯一标识符。中国国际应急医疗队还将完成世界卫生组织核定的最低数据集（每日上报的数据信息表）。如果患者被接收，随后的医疗记录应按时完成。

在整个护理期间，所有患者的纸质病历都与患者保存在同一机构，数字版病历应可随时访问。当患者出院或转诊时，纸质病历记录将被扫描到计算机上并加密码保护。数字版病历中的所有记录都将打印给患者。中国国际应急医疗队会保留数字版病历，以便在必要时使用。在队伍离开时，中国国际应急医疗队需要根据当地政府的要求处理所有的病历。

（二）核心标准G和H：队员认证与培训

1. 资格审查。

中国国际应急医疗队将部署一支具有资质的现场团队，以在严峻的环境中为患者提供优秀、全面的服务，同时需要部署一支经验丰富的后勤队伍，否则应急医疗队伍不能在资源有限的环境中构建和维护现场医院平台。

人事部门负责各级人员的资格审查。除此之外，还要确保各级人员的资质和工作要求相匹配。如果审查管理存在问题或缺陷，人事部门应该保持跟踪和评估，有效地改进工作，并保留有关记录。

人事部门对医务人员执业证书（包括“中华人民共和国医师执业证书”和“中华人民共和国护士执业证书”）进行统一审查，确保医务人员依法执业。检查新招聘的医务人员的身份证件、文凭证书和执业执书。没有取得或者没有进行执业证书登记的，不得单独工作，必须在有执业资格的医生和护士的指导下执业。取得执业证书后，需要将执业证书的首次登记上报人事部门确认。已经取得执业证书但需变更执业地点的，若证书仍在有效登记期内，由人事部门负责变更执业地点。

（1）医务人员：所有医务人员的资格均由医院与相关专业机构进行核对。所有医务队员的执业证书在被应召入队之前都应审查，如果发现执业证书不符合标准，应将其从候选人中移除，同时应保留所有能证明医务工作人员资质的复印件。

（2）后勤人员：支持临床团队的后勤团队应始终具备能够维护医院平台各个方面顺利运行的能力。

（3）管理和运营人员：中国国际应急医疗队中的管理和运营人员应熟悉相应的组织和国际响应机制，同时应根据世界卫生组织国际应急医疗队协调中心标准和中国国际应急医疗队的要求进行操作。

2. 医务人员的基本培训。

所有中国国际应急医疗队队员都是其所在领域的专家，并已完成相应的培训计划以符合部署要求。然而，不同人员有不同的现场经验，因此，应对灾难的第一支队伍应由具有较高比例的经验丰富的工作人员组成，而参加后期应对工作的队员可有更多的机会在经验丰富的同事的直接监督下快速学习。

（1）医生。医生需在正规医科大学完成相关专业的全日制学习，取得学士及以上学位，并通过医师执业执照考试。

新毕业的医生（包括其他单位的转业人员）必须经过三年以上的规范化培训、通过相应科室和人事部门组织的考试，才能签订聘用合同，注册执业证书或者变更执业地点，取得资格证书。

初级医生为取得初级职称的医生，从事基本的临床操作和普通专业技术操作，通常只能在医疗组长的指导下从事复杂的临床技术操作。中高级医生为取得主治及以上职称的医生，有资格独立进行临床评估，并制订和实施临床计划。

（2）护士。队伍只招收在正规医科大学或护理学校完成全日制护理学习的护士。要求取得中专以上学历，并通过护士执业资格考试。新毕业的护士在规范化培训两年后，通过本部门和护理部门组织的考试，才能签订聘用合同，注册执业证书或者变更执业地点，取得资格证书。

初级护士指取得初级及以下职称的护理人员，从事临床护理和普通技术操作中的基本操作，通常只能在高级护士的指导下进行专业护理的复杂技术操作。高级护士指取得中级及以上职称的护理人员，有资格独立进行护理评估，制订和实施护理计划。

（三）核心标准I：国际药品和设备

中国国际应急医疗队确保所持有的所有药品和设备符合国际质量标准，能在全球范围内得到认可，并且符合国内和受灾国的所有相关要求。同时，中国国际应急医疗队携带的所有药品和设备均根据世界卫生组织基本药品清单确定。此外，中国国际应急医疗队拥有中国法律要求药品采购和分销所需的相关许可证。当中国国际应急医疗队在部署前讲述其能力时，应通过虚拟现场协调中心向受灾国的相关主管部门以及队伍展示此许可证。中国国际应急医疗队所有的临床医生都有权向受灾国的患者发放药物。

处方标签的设计应适应不同的识字水平，处方标签应翻译成适当的语言，任何中国国际应急医疗队临床工作人员讨论处方、分发药物时，翻译者需要在场对药品的用法、用量进行详细讲解。部署结束后，剩下的药品将被处置或捐赠。

（四）核心标准L：赔偿及医疗事故

中国国际应急医疗队为团队及其成员提供适当和全面的常设保险。这些保险不仅可以保护工作人员和患者，而且表明国际应急医疗队对临时工作的受影响社区负责。特别是从事临床活动的所有工作人员，都应有充分的赔偿和医疗事故保险。

在保持良好的护理标准和尊重每个患者的体验方面，中国国际应急医疗队在受灾国医院中以适当的语言清楚地展示海报。海报上指出，建议患者和护理人员对他们的护理或治疗等任何方面发表赞扬、评论或抱怨，而非报复。

对于来自患者的任何投诉，相关组长和（或）领导人均需正式确认并记录，他们将解释投诉过程并与患者就解决问题的时限达成一致，这些内容也会在每日的国际应急医疗队管理会议上提及。另外，应有一个全面的机制来调查所有严重的投诉和任何有关不当行为的指控。

中国国际应急医疗队拥有严格的道德伦理政策和操作流程，所有经过培训的工作人员都清楚并同意遵守相关行为准则。严重的投诉和指控将提交给受灾国卫生行政部门进行处置。中国国际应急医疗队不是在独立于任何国际或国家原则的情况下运作的，应始终遵守相关行为宗旨。

（五）核心标准M：团队健康及福利

中国国际应急医疗队采取一切预防措施和行动，在部署期间保护工作人员。队伍的保险政策覆盖所有工作人员。所有中国国际应急医疗队工作人员及雇佣机构，都必须同意并遵守国际应急医疗队的行为准则和相关标准操作程序。如果不遵守相关规定，不仅会危及自己，而且还可能对团队其他成员和患者产生严重威胁。

中国国际应急医疗队所有工作人员在接受中国国际应急医疗队培训或应召进入团队前应完成全面的医疗、身体和精神适宜性预筛选。相关医院为中国国际应急医疗队中的每个工作人员提供健康检查。

在部署之前，中国国际应急医疗队所有工作人员还要完成疫苗接种计划，并就如何在快速部署方案中获取预防性药物提供详尽的建议。

中国国际应急医疗队所有工作人员会在任何部署中提供他们的疫苗接种证明，并确保数字记录可供查阅，疫苗接种证明也可作为豁免证明提供。

中国国际应急医疗队有一名负责管理工作人员健康的团队医生，并有足够的医疗消耗品和药品供团队使用。团队医生在中国国际应急医疗队完成部署前对所有工作人员的健康状况进行评估，明确他们是否能完成部署工作。

每个中国国际应急医疗队工作人员都会收到生活设备，这些设备是为了保障他们在现场可以舒适、健康和安全地生活。

同时，在部署期间，所有中国国际应急医疗队工作人员将获得能保障其安全完成其职责所需的制服和设备。中国国际应急医疗队的制服旨在方便患者和更广泛的社区人员确定身份，方便工作人员的执业，并协助进行安全事件中的人员管理。

所有中国国际应急医疗队工作人员都非常重视心理健康，并且在部署期间实施轮班制以保证工作人员的休息时间。这不仅是为了工作人员的健康，也是为了患者的安全。

如果中国国际应急医疗队的工作成员因为某些原因需要撤离，队伍有一个快速反应机制，包括临床和后勤安排。

考虑到实地环境，所有中国国际应急医疗队站点都有明确的灭火点和逃生路线。

团队负责人负责所有中国国际应急医疗队的安全。保安人员将对所有工作人员的活动和环境进行通用风险评估，向工作人员通报已识别的风险并指导相关的必要行为。

中国国际应急医疗队工作现场需要有明显的路线指引，因为工作人员、患者或游客可能无人陪伴。在这些路线之外，还应额外采取更谨慎的措施，并由后勤人员对相关风险提出处理建议。

所有中国国际应急医疗队的工作人员都应完成安全疏散演练设备使用等相

关培训。只有完成相应培训的人员才可以使用中国国际应急医疗队的医疗设备和现场设备。

临床事件（包括药物不良事件）的处理应遵循相关标准操作程序。所有非临床事件都会报告给小组负责人，讨论总结，以避免将来再次发生。

第三节　环境卫生及废物处理核心标准解读与建设经验

一、环境卫生及废物处理核心标准解读

世界卫生组织国际应急医疗队（第三类）在环境卫生及废物处理方面的核心标准见表 2−3−1。

表 2−3−1　世界卫生组织国际应急医疗队（第三类）在环境卫生及废物处理方面的核心标准

标准的编号	标准的名称	标准的描述
标准 K	环境卫生及废物处理	要求队伍满足最低清洁和卫生设施标准，以及医疗废物处理的最低标准

虽然本标准的描述很简单，但国际上已有《环球计划——人道主义宪章与人道救援响应最低标准》对灾难现场的环境卫生做了详细论述，因此中国国际应急医疗队需要根据《环球计划——人道主义宪章与人道救援响应最低标准》的要求进行建设。

二、环境卫生及废物处理核心标准建设经验

中国国际应急医疗队有一个全面的供水、卫生设施和卫生促进系统（Water Supply，Sanitation and Hygiene Promotion，WASH）。这使得现场医院平台能够按照《环球计划——人道主义宪章与人道救援响应最低标准》和其他国际准则的要求提供最低限度的供水、卫生服务，以保证现场所有人员的生活。

中国国际应急医疗队的领导者有权力对 WASH 进行规划和执行，这将在现场工作人员的操作简报中清楚表明。

中国国际应急医疗队的帐篷医院除包括基础设施外，还包括但不限于以下人员、设施及操作程序，以满足环境卫生的需求：

（1）洗手台（各种类型/方便性）。

（2）酒精洗手液。

（3）厕所和淋浴间（性别分开和残疾人专用）。

（4）管道，饮用水。

（5）清洁时间表和清洁工人，国际和国内工作人员。

（6）当地废物管理使用。

（7）感染预防与控制（IPC）措施，包括废物分离。

（8）针对带菌者的控制设施。

（9）醒目的潜在风险区域的标识。

（10）食堂卫生和废物管理程序。

关于环境卫生、废物处理的详细内容将在本书的第八章论述。

第三章　世界卫生组织国际应急医疗队（第三类）危急重症救治技术标准解读与建设经验

第一节　患者初步评估与检伤分类标准解读与建设经验

一、患者初步评估与检伤分类标准解读

世界卫生组织国际应急医疗队在患者初步评估与检伤分类方面的标准见表3－1－1。

表3－1－1　世界卫生组织国际应急医疗队在患者初步评估与检伤分类方面的标准

标准项目	第一类队伍	第二类队伍	第三类队伍
初步评估与检伤分类	基础的评估与简单检伤分类	外科手术需要的评估和检伤分类	复杂情况和重症患者的评估和检伤分类

患者初步评估与检伤分类标准能否达到与一个国际应急医疗队能否在短期内有效地管理大批量的患者有关。目前有多种可用的检伤分类系统。每个国际应急医疗队应该确保他们的成员很好地使用自己的检伤分类系统。

第一类国际应急医疗队必须有能力管理数量巨大的、遭遇突发灾难（如地震）的患者。队伍必须具有一个公认的体系以评估损伤严重程度和识别患者需要，如果可以的话，检伤分类系统的使用应该与当地卫生行政部门协商。

第二类国际应急医疗队应该特别注重外科分类，同时应识别那些存在危及生命的内科和产科损伤患者。国际应急医疗队每天大概能够分诊200名患者，同时应明确鉴别需要住院和门诊治疗的患者，以及需要紧急、非紧急手术和非手术治疗的患者。国际应急医疗队也应具有处理极端困难情况的计划，同时，应保持和其他国际应急医疗队、当地医院的沟通，以便转诊。

第三类国际应急医疗队应列出未在其他机构治疗的、罹患综合疾病或专科疾病的转诊患者。第三类国际应急医疗队首先应具有与第一类和第二类相似的能力，但同时也需要一个分类转诊专科患者的特殊方法，否则第三类国际应急医疗队的设施/服务将因大量的在第二类国际应急医疗队中没有得到适当处理的患者而被迅速耗竭。在这样的情况下，第三类国际应急医疗队必须确保有来自另外一个设施的帮助，以维持有可用空间。

二、患者初步评估与检伤分类标准建设经验

国际应急医疗队通过遵守以下标准操作流程完成患者初步评估与检伤分类。

（一）初步评估及检伤分类标准操作流程

1. 目的。

挽救更多生命，将伤亡率降到最低，提高患者救治的生存率。

2. 背景。

灾害条件下，患者数量大、伤情复杂，同时救治力量有限、救治条件艰苦、救治时间紧迫。要及时、准确地处理大批量的患者，就必须首先评估伤情的轻重缓急，确定救治的种类、措施和先后次序，力求维持秩序、减少混乱，以保证危重患者优先得到救治，其他患者普遍得到合理救治，从而提高救治工作的效率。检伤分类最早用于军事医学领域，后逐渐发展成灾害救援和急诊救援中的必须工作程序之一。检伤分类（Triage）是根据患者受伤严重程度，在医疗资源不足的情况下，为使更多患者得到及时有效治疗而采取区分患者治疗优先次序的过程。检伤分类的首要目的是满足最有可能从急救中获益的患者，尽可能地减少损伤和残疾。检伤分类的原则是根据患者损伤情况及威胁生命的紧迫性来进行分类，而不是根据患者到达的先后顺序和生存的潜力来分类。

3. 任务描述。

1）检伤分类场地：应选在患者相对集中的地域，有足够的面积，进出道路通畅，便于接纳大批患者和停放车辆、放置担架。

2）检伤分类人员职责。

（1）管理人员：大规模患者急救过程中，应建立一个控制和指挥系统，由国际应急医疗队里富有经验的、具有高级职称的医生担任管理人员，其他的医生和护理人员听从其指挥。管理人员负责指挥和维持检伤分类现场秩序，指挥车辆、人员来往，防止轻伤患者擅自进入其他治疗组，并做好候诊患者的思想工作。

（2）医生：进行伤情分类，通过快速检伤和询问患者，为患者做出初步诊断，将患者送往相应专科治疗，同时对病情危重的患者采取必要的急救措施。

（3）护士：做好患者的管理及生命体征的观察，协助医生做出诊断，登记患者信息，如患者的姓名、年龄、初步诊断、转诊去向等，并根据诊断为患者正确佩戴分类标志。同时做好分类物资的管理，将物品准备充足，避免因物品缺乏而影响检伤分类的进展速度。

3）检伤分类流程。

（1）初次检伤分类：快速对患者进行评估判断，依据患者处置需要标明分类结果，给伤者佩戴分类标志，标志应固定在伤者的肢体或胸部明显位置。

①检伤分类方法（表3−1−2）。

表3−1−2　检伤分类方法

序号	方法	判定信息
1	视	视患者面色，神志，开放伤口出血状况，呼吸时胸廓起程度，是否有呕吐、肢体变形情况等
2	触	触颈动脉搏动的频率与强度
3	感	俯身将左侧脸颊靠近患者鼻孔，感受是否存在呼吸，以及呼吸的频率与强弱
4	听	通过问询交谈初步可以判断患者是否清醒、气道堵塞、死亡
5	查	检查甲床微循环，判断回流时间

②检伤分类等级。检伤分为四个优先等级，分别是：

第一优先（红色标志），危及生命的严重创伤，应立即抢救。

第二优先（黄色标志），较重创伤，应尽早抢救。

第三优先（绿色标志），轻度创伤，可延后救治，等待后送。

第四优先（黑色标志），确定死亡，不做抢救。

（2）二次检伤分类：是指初次检伤分类后，在现场观察期间或转运到急诊室由医务人员对患者伤势进行再次评估。对患者进行详细、全面的检查，明确伤情，区分轻重缓急，排定先后次序，根据救治范围，采取进一步救治措施。例如对于红色和黄色标志的患者应分诊到急诊或者送至重症监护病房（ICU）立即进行救治，而对于绿色标志的患者则发放门诊号，根据号码顺序依次在门诊处进行救治。但绿色标志的患者等候就诊时，巡回护士应注意患者是否有慢性疾病急性发作，例如慢性阻塞性肺疾病急性加重、哮喘急性发作、慢性心力衰竭急性发作等，如有则应立即优先诊治这类患者。

（3）三次检伤分类：根据患者的诊断、预后和下一步的救治需要，经过初步医学处置和院内检查后筛选出危重患者（需要 ICU 处理或外科手术治疗的患者），进行统一安排。

（二）普通检伤分诊标准操作流程

1. 目的。

检伤分诊的目的是分类、分流，使患者得到及时的医疗救治，同时也可筛选出具有传染可能的患者，避免发生交叉感染。

2. 背景。

当大规模灾害发生时，医疗服务需求可能超出国际应急医疗队的空间与资源限制。检伤分诊可以判断哪些患者需要立即救治，从而保证患者安全，防止分诊不足或过度分诊，避免医疗资源的浪费。检伤分诊是快速对患者进行分类以确定治疗科室或进一步处理的优先次序的过程。

3. 任务描述。

（1）检伤分诊处标识明确、独立、通风良好，流程合理，指定 1～2 名经验丰富的护士负责检伤分诊。

（2）检伤分诊处划分有污染区和半污染区，以避免气性坏疽等特殊感染患者污染救援环境，引起患者间交叉感染。

（3）患者到达时，分诊护士结合患者主诉、病史、症状和体征等进行检伤分诊。

（4）危重患者立即护送至抢救室，进行抢救。

（5）次危急/非紧急患者安排至相对应科室等候就诊。

（6）将疑似传染病、感染患者引导至污染区，经初步判断为传染病、感染患者，将其分诊至传染、感染门诊或特定门诊就诊、隔离，并在《传染病、感染预检分诊病例登记本》上进行登记。

（7）感染患者由感染控制专职人员组成的评估小组进行检伤分诊，对开放性伤口和闭合性损伤进行分诊。有开放性伤口者分诊转运前必须在分诊处由外科医生初步清创包扎，以避免在转运过程中污染环境。

（8）在检伤分诊处放置多个医疗废物收集桶，所有患者换下的敷料和污染被服等均装入双层医疗废物袋中，按感染性废物进行处置。

（9）加强消毒隔离措施，防范特殊病原菌的污染。

（10）门诊检伤分诊流程图（图 3－1－1）。

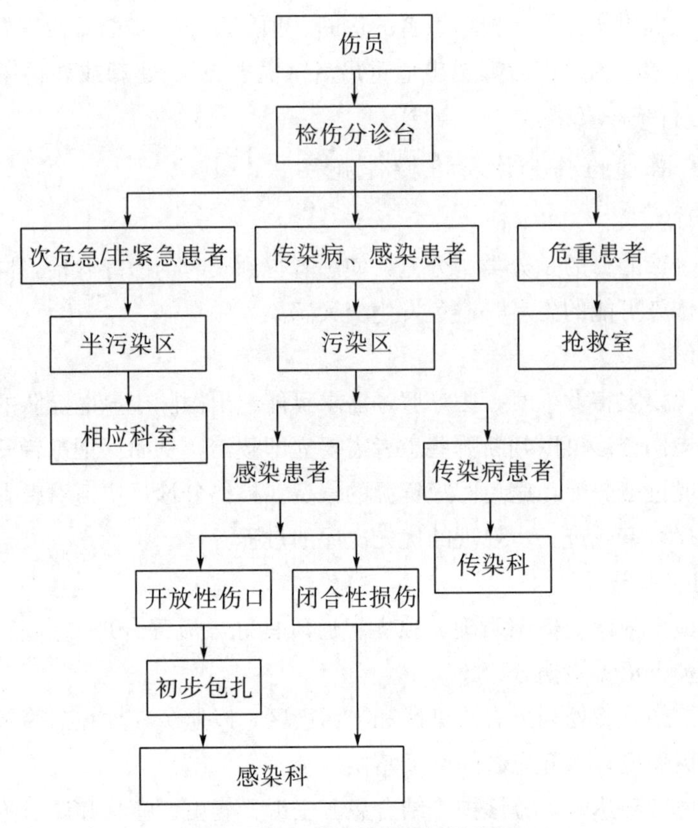

图 3-1-1　门诊检伤分诊流程图

第二节　基础和高级生命支持标准解读与建设经验

一、基础和高级生命支持标准解读

世界卫生组织国际应急医疗队在基础和高级生命支持方面的标准见表 3-2-1。

表 3-2-1　世界卫生组织国际应急医疗队在基础和高级生命支持方面的标准

标准项目	第一类队伍	第二类队伍	第三类队伍
基础和高级生命支持	基础急救和生命支持	高级生命支持和气道管理	辅助通气下重症监护管理

根据国际应急医疗队标准操作流程提出的基础和高级生命支持仅限于在事

故地点的首次护理、先进的创伤生命支持类型干预、完全重症监护。

第一类国际应急医疗队需要做到：口咽通道等基本气道的管理，基本的出血控制，静脉液体管理，其他特殊伤口和骨折的护理。

第二类国际应急医疗队需要做到：高级气道管理，包括气管插管、人工通气、胸廓造口或胸腔置管，以及高级液体管理和输全血管理。

第三类国际应急医疗队需要做到：第二类中列出的高级生命支持技术，在重症监护状态下进行通气和提供心血管支持。这样的护理应该仅当拥有充足的资源时才考虑。

二、基础和高级生命支持标准建设经验

国际应急医疗队通过遵守以下标准操作流程来完成基础和高级生命支持。

（一）基础生命支持标准操作流程

1. 目的。

规范院前及院内患者在突发心跳、呼吸骤停时的抢救治疗流程。

2. 背景。

危重患者的转运往往是为了进一步的检查、诊断或为了得到更有效的救治。然而，转运过程中环境的变化及仪器设备、人员等因素会显著增加患者的转运风险，影响呼吸和循环功能的稳定，导致低血压和低氧血症等不利后果，甚至发生突发心跳、呼吸骤停。有效提高危重患者的转运安全，是国际应急医疗队应该高度关注的问题。

3. 任务描述。

1）基本生命支持的启动。

（1）确认环境安全。确保现场环境对操作者和患者均是安全的，如不安全则不应启动基本生命支持。

（2）应急反应系统的启动。一旦发现患者失去意识，医务人员必须立即就近呼救。但在现实情况中，医务人员应同时检查呼吸和脉搏，然后再启动应急反应系统（或请求支援）。

（3）心肺复苏的启动。检查患者是否无意识、无呼吸或仅是喘息（即呼吸不正常），若 10 秒内不能明确感觉到脉搏（10 秒内可同时检查呼吸和脉搏），则立即启动心肺复苏程序。

2）基本生命支持技术。

（1）人工呼吸。

①开放气道。抬头举颏法：操作者位于患者一侧，一手手掌置于患者的前

额，另一手的示指和中指置于下颏，使头部后仰、下颌抬高。对于未排除颈部外伤的患者不应使用此方法。

②口对口人工呼吸。操作者位于患者一侧。使用抬头举颏法开放气道。放在患者前额手的拇指和示指捏住患者的鼻孔。操作者平静吸口气，然后用口唇将患者的口全部包住，呈密封状，缓慢吹气，持续1秒，使患者胸廓抬起。吹气结束后，操作者口唇离开患者的口部，放开捏住的鼻孔，使气体被动呼出。吹气频率：年龄>1岁者8～10次/分，婴儿（出生至1岁）12～20次/分。若吹气时患者胸廓未抬起，重复一次抬头举颏法，再次吹气，观察胸廓是否抬起。

③口对面罩人工呼吸。操作者将面罩置于患者的面部，覆盖口鼻，使用抬头举颏法开放气道。操作者放在患者前额手的拇指和示指压在面罩的边缘，另一只手的拇指压住面罩的边缘，将面罩紧紧压贴在患者的面部。操作者平静吸气后对面罩吹气1秒，使患者胸廓抬起。吹气结束后，操作者口唇离开面罩，使气体被动呼出。吹气频率：年龄>1岁者8～10次/分，婴儿（出生至1岁）12～20次/分。

④球囊面罩人工呼吸。单人操作时，操作者位于患者头端，一手将面罩置于患者的面部，拇指和示指形成“C”形放在面罩上将面罩固定，其余手指形成“E”形放在患者下颌的骨性部分将下颌抬起以畅通气道。另一手挤压球囊持续1秒，使患者胸廓抬起。通气频率：年龄>1岁者8～10次/分，婴儿（出生至1岁）12～20次/分。

双人操作时，一位操作者位于患者头端，将面罩置于患者面部，双手拇指和示指形成“C”形，置于面罩上将面罩固定，其余手指形成“E”形放在患者下颌的骨性部分将下颌抬起以畅通气道。另一位操作者位于患者一侧，双手挤压球囊，每次挤压持续1秒，使患者胸廓抬起。通气频率：年龄>1岁者8～10次/分，婴儿（出生至1岁）12～20次/分。

（2）胸外心脏按压。

①成人胸外按压。操作者位于患者一侧，使患者仰卧在硬质的平面上，暴露患者胸部，迅速确定按压的部位：胸骨中线与两乳头连线交汇处或胸骨中下1/3处。操作者一只手的掌跟放在按压部位，另一只手重叠在前一只手上，双肘伸直，利用上身的重量用力垂直下压。按压频率100～120次/分，按压深度至少5cm，每次按压后放松，让胸廓完全恢复到按压前的位置。胸外按压与人工呼吸交替进行，按压通气的次数比为30∶2。

②1岁至青春期儿童胸外按压。操作者位于患者的一侧，使患者仰卧在硬

质的平面上，暴露患者胸部，迅速确定按压的部位：胸骨中线与两乳头连线交汇处。操作者一只手的掌跟放在按压部位，另一只手重叠在前一只手上，两肘伸直，利用上身的重量用力垂直下压。按压频率 100～120 次/分，按压深度约为胸廓前后径的 1/3，每次按压后放松，让胸廓完全恢复到按压前的位置。按压通气的次数比为 30∶2。

③婴儿（出生至 1 岁）胸外按压。操作者位于患者一侧，使患者仰卧在硬质的平面上，暴露患者胸部，迅速确定按压的部位：胸骨中线与两乳头连线交汇处。单人复苏：用两个手指放在按压部位上下压；双人复苏：将双手的拇指放在按压部位向下压，其余手指环绕胸廓。按压频率 100～120 次/分，按压深度为胸廓前后径的 1/3～1/2。每次按压后放松，让胸廓完全恢复到按压前的位置。尽可能避免胸外按压的中断。按压通气的次数比：单人心肺复苏30∶2，双人心肺复苏 15∶2。

（3）电除颤。

①获取除颤仪。在灾难现场或院内尽早获取除颤仪，除颤仪可以是自动除颤仪（AED），也可以是手动除颤仪。

②开启除颤仪。手动除颤仪开机后需要进行人工检查，包括检查线路是否完整、电量是否充足；自动除颤仪则可以自动检测。

③分析心律。清理需要贴电极片或放手动除颤仪电击板部位的皮肤，清理过于茂盛的毛发，必要时使用酒精纱布擦拭皮肤以清除体表油脂。使用自动除颤仪时需要听从指令按照图示贴好电极片，连接插头，然后自动除颤仪进入心律分析阶段；使用手动除颤仪时需要将工作模式调至监护位，将电击板分别放在患者的心尖与胸骨右缘。分析心律的时候不要碰触患者，以免造成干扰。

④电除颤。分析心律后，对于可除颤心律，包括室颤、无脉性室速，再次确认分析心律时无其余人员接触患者后即可以进行除颤；对于不可除颤心律，患者可能是心脏停搏或电机械分离，应继续进行心肺复苏。

3）基本生命支持的终止。

（1）已正确进行心肺复苏 30 分钟以上仍无心电曲线的心电图表现，且无脉搏搏动。

（2）出现脑死亡的表现：

①深度昏迷，对任何刺激无反应。

②自主呼吸持续停止。

③瞳孔散大。

④脑干反射全部或大部分消失（包括对光反射、角膜反射、吞咽反射、睫

脊反射）。

（3）自主呼吸、心跳恢复：

①双侧瞳孔较前缩小，对光反射逐渐恢复。

②收缩压≥60mmHg。

③有可触及的大动脉搏动恢复。

④颜面、口唇、甲床发绀转红润。

⑤心电图波形较前有所改变，出现窦性/房性心律并能听到规律而持续的心脏搏动音。

⑥出现脑功能恢复迹象，手脚开始抽动、挣扎，肌张力增加，吞咽动作出现，自主呼吸恢复。

（二）高级生命支持标准操作流程

1. 目的。

规范院前、院内高级生命支持流程，以最大限度地挽救患者的生命。

2. 背景。

应急救援中患者在前期的基本生命支持下如没有恢复自主循环与呼吸，需要尽早在基础生命支持的基础上通过采取高级生命支持来进一步提高患者的抢救成功率。

3. 任务描述。

1）高级生命支持。

（1）高级呼吸支持技术。

①吸氧：在心肺复苏过程中通过球囊导管给予高浓度氧气。

②气道：建立口咽、鼻咽通气道，建立高级人工气道，如食管气管导管、喉罩导管、气管内插管、经鼻气管插管和经环甲膜气管插管。

③人工通气：经球囊面罩或球囊导管通气。

④机械通气：呼吸频率8～10次/分，潮气量8～12ml/kg（年龄小于5岁者不宜使用机械通气）。

（2）高级循环支持技术。

①阻阈设备（ITP）。

②主动按压－减压心肺复苏（ACD－CPR）。

③机械心肺复苏：难以开展人工心肺复苏时进行，通常分为电动和气动两种类型。

④有创心肺复苏：心胸外科手术后早期或胸腹部已被打开时进行。

⑤体外肺膜氧合（ECMO）：在明确患者为可逆性病因导致时可采用

ECMO 技术进行呼吸循环支持。

（3）心脏骤停的药物治疗：主要为血管加压药和抗心律失常药。

①给药途径：中心静脉给药、外周静脉给药（建立外周静脉通道，无须中断心肺复苏，心肺复苏时首选外周静脉给药）、骨内给药、气管内给药。

②治疗药物与使用方法。

A. 血管加压药：肾上腺素，每 3～5 分钟使用 1mg，静脉注射或骨髓输液。

B. 血管加压素：目前暂不支持联合使用血管加压素和肾上腺素。

C. 抗胆碱能药：阿托品 1mg 静脉注射，每 3～5 分钟重复 1 次，直至总量达到 3mg。

D. 抗心律失常药：胺碘酮、利多卡因、普鲁卡因胺、镁剂。

E. 碳酸氢钠。

F. 其他药物：如纤维蛋白溶解酶。

（4）病因分析及对因治疗：心肺复苏无效的原因及处理对策见表 3－2－2。

表 3－2－2 心肺复苏无效的原因及处理对策

心肺复苏无效的原因	处理对策
低血容量	输血/输液
低氧血症	氧疗
酸中毒	纠正酸中毒
高钾/低钾血症	控制血钾
低温	保温、复温
中毒	解毒、对症处理
心包压塞	手术减压
张力性气胸	抽气减压或胸腔闭式引流
冠状动脉栓塞或肺栓塞	溶栓或急诊介入治疗
创伤	优先处理致命性创伤

2）心肺复苏后监护与器官功能支持。

（1）心肺复苏后监测。

①血流动力学评估：冠状动脉灌注压、脉搏。

②呼吸功能评估：动脉血气分析、呼气末 CO_2 监测。

（2）心肺复苏后器官功能支持：

①循环功能支持。

②心脏骤停、心律失常的处理。

③呼吸功能支持。

④肾功能支持。

⑤控制体温。

⑥维持血糖。

⑦中枢神经系统支持。

⑧其他（控制感染、营养支持）。

第三节　重症患者转诊标准解读与建设经验

一、重症患者转诊标准解读

世界卫生组织国际应急医疗队在重症患者转诊方面的标准见表 3-3-1。

表 3-3-1　世界卫生组织国际应急医疗队在重症患者转诊方面的标准

标准项目	第一类队伍	第二类队伍	第三类队伍
重症患者的稳定和转诊	基础稳定和转诊	接收转诊患者，具备高级稳定和转诊服务	接收转诊和重症监护管理的患者

按照国际应急医疗队准则，为受灾人群提供医疗服务的团队必须改善而不是复制当前已有的体系。全球健康体系通过一系列管理和（或）转诊来开展工作，具体来说，转诊指的是一个社区级别的患者，逐步转诊至所需的初级、二级和三级诊所或医院接受治疗。同样，一旦专科治疗结束，即可应用“倒退”转诊流程，患者从专科机构转到相对低级别的机构，或者到家庭或社区。国际应急医疗队在退出之前，只要当地卫生行政部门需要，其就应被视为是当地卫生行政体系的增强模块。国际应急医疗队应明确他们在更大范围的转诊体系当中的重要性和地位，清楚地理解他们的职责和能力，以便卫生行政部门可以在体系内给他们恰当地分派任务。推荐每个国际应急医疗队设置一个医疗分诊联络的职位。

首诊治疗团队应根据自己能力对重症患者进行处理，首先使患者尽可能存活，之后再转诊到另一个国际应急医疗队。接受方不能拒绝转运，除非对患者来说有更好的替代方案。以患者健康状况为核心利益的医疗决策是不可避免要遵循的。任何转运都是国际应急医疗队的职责，患者应有必要的转诊资料，这些资料可为患者到达下一医疗机构后提供参考。

第一类国际应急医疗队应具备管理门诊治疗患者的能力并且能识别那些超出自己诊治能力的患者，他们应该拥有在院前状态下稳定严重受伤患者的设备和技能。同时他们应该配备有效的交流设备，联系第二或第三类国际应急医疗队或者联系当地具备能力的卫生机构来管理患者。

在突发灾难时，第二类国际应急医疗队是实现患者最初稳定、进行外科和产科治疗的主要力量，是提供住院服务的短暂治疗场所。第二类国际应急医疗队应该具备稳定严重受伤患者的能力，如果有需要，应快速将他们转移至手术室。第二类国际应急医疗队可能仅有一个手术室，应仅在生命体征首次稳定和可能的手术之后转移那些需要更高等级治疗的患者。总体来讲，转移至第三类国际应急医疗队或其他医疗机构将面临特殊专科级别的治疗和功能重建。第二类国际应急医疗队应拥有联系其他医疗队的沟通设备和途径。

第三类国际应急医疗队应具备稳定和管理第二类国际应急医疗队检出的严重的和威胁生命的外科和内科患者的能力。除此之外，他们还应有与第一和第二类国际应急医疗队沟通交流并将患者转诊至合适的高级别机构的方案。这将要求他们提供明确的方案，并建立患者治疗路径和计划。

二、重症患者转诊标准建设经验

国际应急医疗队通过遵守以下标准操作规程来完成重症患者转诊。

（一）目的

规范转诊与交接流程，加强重症患者转诊前后和转诊过程中的安全性。

（二）背景

重症患者的转诊过程是医疗中较危险的环节之一，转诊过程中患者的治疗可能中断，监护水平可能不同程度地下降，途中搬运也可能加重患者病情，并可能导致各种管道脱出。因此，需要制订重症患者转诊及交接规程以降低转诊前后和转诊过程中的风险。

（三）任务描述

1. 患者转诊规程（表 3−3−2）。

表 3-3-2　患者转诊规程

序号	任务项目
1	评估患者情况是否稳定
2	进行复苏和抢救； 控制和保护气道； 建立静脉通道； 液体复苏； 进行必要的实验室检查和放射学检查
3	评估患者是否需要转诊，现有医疗条件是否满足患者抢救需要
4	比较转诊的利益与风险，评估患者是否适合转诊
5	维持现有治疗
6	评估医疗资源、床位，确认患者身份和联系接收单元，评估患者是否可被接收
7	获得转运同意书和家属的许可； 选择转运方式（陆地或空中）； 确定价格、患者耐受力、距离、气候因素以及适合参与转运的人员、设备、药物，与接收单元护士联络，为接收单元拷贝必要的医疗文书资料
8	启动转运： 必要时镇静患者； 必要时再次确认各项情况； 转运中持续医疗记录，保持通信畅通
9	转运完成，进行转运评估以便改进质量

2. 患者与住院部交接规程（表 3-3-3）。

表 3-3-3　急诊患者与住院部交接规程

序号	任务项目
1	急诊患者院内急诊处置完毕，确定分流方向，提前电话通知病房或手术室做好准备
2	完成病历资料整理、转运设备准备
3	完成患者转运风险评估，确定转运方式
4	普通急诊患者常规交接
5	重点病种/危重症患者要专门交接
6	急诊护士护送患者至住院区或手术区，急诊护士转交急诊病历资料
7	急诊医生与护士联合护送危重患者
8	途中监护

续表

序号	任务项目
9	病房、手术室、麻醉科、后勤等部门做好准备
10	提前电话通知
11	启动绿色通道程序
12	急诊医务人员与住院医护床旁交接病情/病历资料，确认患者身份，交接登记
13	交接完成

第四节　重症监护患者救治技术标准解读与建设经验

一、重症监护患者救治技术标准解读

世界卫生组织国际应急医疗队在重症监护患者救治技术方面的标准见表3-4-1。

表3-4-1　世界卫生组织国际应急医疗队在重症监护患者救治技术方面的标准

标准项目	第一类队伍	第二类队伍	第三类队伍
重症监护患者救治	不提供	不提供	具有管理重症监护患者的水平

重症监护被要求在受灾国的社会规范内和预先存在的健康背景下进行。国际应急医疗队应该理解他们所处的环境，如有疑问，应向受灾国卫生行政部门寻求解释。重症监护仅由第三类国际应急医疗队提供。

重症监护应致力于重现国家三级医院的医疗护理水平。第三类国际应急医疗队应满足受灾国卫生行政部门重症监护的特殊要求，可在常设卫生机构设立第三类国际应急医疗队重症监护病房，增加ICU的工作人员、物资和床位。当第三类国际应急医疗队部署完自己的设施时，它所具备的能力应至少接近三级医院，并可作为第一类和第二类国际应急医疗队复杂病例的转诊点。因此，它有可能迅速不堪重负，必须与当地卫生行政部门协商，制定明确一致的接收和拒绝转诊协议。第三类国际应急医疗队的重症监护提供者在突发灾难中必将面临极其复杂的道德决策，应在拒绝给予医疗、终结生命、截肢等方面备有多学科高层会议讨论的相关机制。

二、重症监护患者救治技术标准建设经验

国际应急医疗队通过遵守以下标准操作规程来完成重症监护患者救治。

（一）接收ICU患者的标准

1. 目的。

制订ICU转入标准。

2. 背景。

制订接收ICU患者的标准，有助于明确国际应急医疗队中重症医学科医生的执业范围，高效、合理利用有限的资源，同时也有利于加强医疗质量管理与控制，保证医疗质量和医疗安全。

3. 接收标准。

（1）心搏骤停：各种原因导致心跳、呼吸骤停，以及心肺脑复苏后。心跳、呼吸骤停需行心肺脑复苏，或心肺复苏后血压、心率、呼吸、体温、神志等生命体征不稳定时需要监护，或出现严重并发症，如心律失常、心肌缺血、心力衰竭、呼吸衰竭、意识障碍、脓毒血症、低血压、弥散性血管内凝血（DIC）、水电解质紊乱、酸碱平衡失调及多器官功能障碍综合征。

（2）休克。

①收缩压低于90mmHg或较原收缩压降低30%以上，并伴有下列四项中的任意两项：意识障碍；皮肤湿冷；尿量减少，24小时尿量＜400ml或＜17ml/h；代谢性酸中毒。

②各类休克，经扩容及初步治疗后，生命体征仍不平稳。

（3）急性呼吸功能不全：急性肺栓塞、急性支气管哮喘合并呼吸衰竭、哮喘持续状态、慢性肺源性心脏病合并呼吸衰竭、急性呼吸窘迫综合征、格林巴利综合征需呼吸机支持。

①临床有呼吸困难或发绀的急性发作，经吸氧后呼吸困难无明显缓解。

②血气分析有下列任何一项：PaO_2＜60mmHg，$PaCO_2$＞50mmHg，SpO_2＜90%。

③慢性呼吸功能失代偿，需进行机械通气治疗。

④急性喉炎合并2度及2度以上喉梗阻。

⑤小儿重症肺炎或肺炎合并先天性心脏病、水电解质紊乱及酸碱平衡失调。

⑥不论原因，气管内插管，或有可能要进行急诊气管内插管及机械通气。

⑦急性进行性上下气道及肺部疾病，可能进展为呼吸衰竭和（或）完全性

气道梗阻。

⑧不论原因，需要长时间吸氧或吸入氧浓度大于 0.4。

⑨气管切开后，伴或不伴机械通气，危及上下气道的急性气压伤，需要频繁、持续吸入或雾化给药，在普通病房有安全隐患。

（4）急性心功能不全，具有下列情况之一者：

①急性左心功能不全。

②急性心源性肺水肿。

③心源性休克。

④急性心包填塞。

（5）急性心肌梗死。

（6）严重心律失常：临床上有明显症状并伴有显著血流动力学改变的各种心律失常。

（7）高血压危象：各期高血压或急性高血压患者血压突然急剧升高，并出现以下临床表现：

①面色苍白或皮肤潮红、口干、出汗。

②剧烈头痛、眩晕、恶心、呕吐、视力模糊。

③气急、心悸、胸闷、胸痛。

④尿频、尿少、尿中出现蛋白质和红细胞。

⑤眼底检查见小动脉痉挛、渗出及出血。

（8）急性肾功能不全，有引起急性肾功能不全的病因，并有下列临床表现之一者：

①24 小时尿量＜400ml 或＜17ml/h，或无尿。

②血清钾＞6.0mmol/L，心电图显示 T 波高尖等高血钾表现。

③血肌酐、尿素氮急剧升高。

（9）大出血：各种原因导致的严重急性出血，如消化道出血、呼吸道出血、泌尿道出血或颅内出血等。

①消化道出血：突发大量呕血或便血，或收缩压＜80mmHg，面色苍白、皮肤湿冷。

②咯血引起窒息、呼吸困难、发绀等危重症状。

③其他原发疾病引起的急性出血伴有生命体征不稳定。

（10）危重创伤、多发伤。

①危重创伤后出现下列情况之一者：危重创伤合并创伤性休克，收缩压＜80mmHg；有窒息史，呼吸异常，需手术开放气道或机械通气；心脏骤停；

脑外伤 Glasgow 昏迷评分低于 8 分，有瞳孔散大或仍表现为意识障碍；伴有心、肺、肾等重要器官功能不全。

②多发伤。

（11）严重水电解质紊乱，酸碱平衡失调。

①高钾血症：血清钾＞6.0mmol/L，心电图显示 T 波高尖、传导阻滞、QRS 波增宽、室性早搏、室性心动过速、心室颤动等，经过治疗后无明显好转。

②低钾血症：血清钾＜3.0mmol/L（周期性瘫痪除外），同时伴有 T 波低平或倒置、U 波增高、Q－T 间期延长和各种室性心律失常等心电图变化，经过治疗后无明显好转。

③高钠血症：血清钠＞150mmol/L，伴有烦躁、谵妄或昏迷等，经过治疗后无明显好转。

④低钠血症：血清钠＜130mmol/L，伴有淡漠、嗜睡或昏迷等，经过治疗后无明显好转。

⑤其他：低镁血症（＜0.75mmol/L）、高镁血症（＞2.00mmol/L）、低钙血症（＜2.20mmol/L）、高钙血症（＞2.75mmol/L），表现为神经肌肉系统症状，以及相应的心电图改变，常由内分泌疾病、肿瘤、胰腺疾病等引起，是否转入 ICU 应结合原发病决定。

⑥酸碱平衡失调：单纯性酸碱平衡失调（pH 值＜7.30 或＞7.50），双重性或三重性酸碱平衡失调，或需机械通气治疗。

（12）急性中毒。各种物理、化学因素导致的危急重症，并且出现下列各系统症状或体征之一者。

①神经系统：昏迷、谵妄、惊厥、瘫痪。

②呼吸系统：呼吸肌麻痹需机械通气、急性肺水肿、急性呼吸衰竭。

③循环系统：心力衰竭、严重心律失常、心脏骤停、休克、心肌损伤。

④泌尿系统：急性肾衰竭。

⑤血液系统：溶血、急性粒细胞缺乏、严重出血。

（13）多器官功能障碍综合征（MODS）、多器官功能衰竭（MOF）。

（14）其他：电击伤、溺水、自缢、中暑、妊娠中毒症、甲状腺功能亢进危象、甲状腺功能减退危象、肾上腺危象、非酮症性昏迷、酮症酸中毒、急性重症胰腺炎等。

（15）高风险手术。合并较严重基础疾病或年龄＞70 岁的患者手术、所有全麻手术、各种术中麻醉不稳定或有并发症的手术、各种新开展手术、小儿外科全麻手术。

（16）先天性心脏病伴有低氧血症及缺氧发作。

（17）神经系统异常。惊厥发作或需持续滴注抗惊厥药，急性或严重的感觉异常，潜在的危及呼吸的昏迷，急性脊髓、脑膜或脑的炎症或感染，伴有精神萎靡、代谢紊乱、某些激素分泌异常、呼吸或血流动力学改变、颅内压增高的可能；头颅外伤伴颅内压增高；进行性神经肌肉功能障碍，伴或不伴有需呼吸支持的感觉异常；脊髓压迫或临近压迫；侧脑室穿刺引流。

（18）烧伤面积超过10%。

（二）拒绝ICU患者的标准

1. 目的。

制订拒绝患者转入ICU的标准。

2. 背景。

制订拒绝患者转入ICU的标准，有助于在应急医疗队中高效、合理地利用有限的资源开展重症监护治疗。

3. 拒绝标准。

（1）目前无救治可能的急性或慢性疾病的终末状态。

（2）不可逆性疾病，如恶性肿瘤晚期及脑死亡。

（3）不能从ICU的加强监护治疗中获益。

（4）各种传染病的传染期。

（三）外科重症救治与护理

1. 目的。

保证外科重症患者救治及时有效，保障患者生命安全。

2. 背景。

ICU收治的外科重症患者主要是需要紧急手术的外科患者。患者既往可能存在一定基础疾病，手术以处理可能危及生命的创伤为主，在ICU进行快速呼吸、循环支持，生命体征稳定后转至住院病房继续治疗。患者因经受了创伤、手术等打击，可能出现急性压力障碍，导致机体极易出现应激反应，应予以关注。护理以维持患者呼吸、循环、内环境稳定为主，密切观察术区出血及伤口情况，患者麻醉清醒后适当进行心理护理。

3. 任务描述。

（1）入院评估。

①评估气道，同时保护颈椎。

②评估呼吸。

③评估循环。

④评估神经体征。

⑤评估伤口、创面、引流情况。

⑥评估心理。

⑦评估疼痛情况。

⑧测量生命体征，进行辅助检查。

（2）病情观察：迅速、及时、准确地进行病情评估，根据毛细血管充盈情况、心电监护及呼吸机提供的参数、相关实验室检查结果评估患者呼吸、大循环、微循环状况。必要时按照 FAST（Focused Assessment with Sonography for Trauma）流程，评估心包、肝周、脾周、骨盆等是否存在积液，并对容量状态及容量反应性进行快速评估，指导补液。观察患者的神志、瞳孔、皮肤、肢端循环、感觉运动、小便情况（颜色、性状、量）。

（3）制订护理目标。

①液体平衡，生命体征平稳。

②心排血量维持正常。

③组织灌注得到保障。

④气道通畅，气体交换正常。

⑤免疫力增强，未发生感染或感染得到控制。

⑥疼痛减轻。

⑦未发生意外损伤。

⑧心理状态稳定。

（4）提出护理诊断。

①体液不足：与外科术后出血、创伤面大量渗液有关。

②心排血量减少：与有效循环血容量减少有关。

③组织灌流改变：与大量失血、失液引起循环血容量不足有关。

④气体交换受损：与心排血量减少、组织缺氧、呼吸形态改变有关。

⑤有感染的危险：与外科手术后机体处于应激状态、机体免疫力降低有关。

⑥舒适度的改变：与外科手术及急性压力障碍有关。

（5）护理措施。

①改善组织灌注，如患者无特殊要求，宜取半卧体位，床头抬高约30°。

②保持呼吸道通畅，及时清理患者气道分泌物，根据情况使用呼吸机，尽

早停机拔管后予以鼻塞或者面罩吸氧。

③维持循环稳定：根据大循环、微循环评估结果，选择合理通路进行复苏，必要时经中心静脉补液。

④患者麻醉清醒后及早评估心理状态，有异常情况及时请心理医生或心理咨询师干预。

⑤尽早开始康复。

⑥预防并发症。

A. 进行治疗及查体时勿过度暴露患者，以免受凉。建立人工气道者要做好气道和口腔护理，保持呼吸道通畅，防止肺部感染。

B. 观察小便颜色、性状、量，评估灌注情况。

C. 保持床单元干净整洁。病情允许的情况下每 2 小时翻身 1 次，预防压疮。

（四）内科重症救治与护理

1. 目的。

运用先进的医疗技术和监护抢救设备，对内科重症患者实施及时有效的治疗和护理，挽救患者生命，提高抢救成功率，促进康复，降低致残率，最大限度地确保生存及后续生命质量。

2. 背景。

内科重症患者存在严重生理功能障碍，急性、可逆、已经危及生命的器官系统功能衰竭，存在各种高危因素，具有潜在生命危险，护理时主要以呼吸、循环、神经系统监护为基础，为患者提供多器官功能的支持和个性化护理。

3. 任务描述。

（1）入科评估。

①评估气道。

②评估呼吸。

③评估循环。

④评估神志、意识。

⑤测量生命体征，进行辅助检查。

⑥评估心理。

⑦评估压疮、跌倒/坠床的风险。

⑧评估自理能力。

⑨评估营养情况。

⑩评估非计划性拔管的可能性。

⑪评估躯体运动功能。

⑫评估镇静、镇痛水平。

（2）制订护理目标。

①维持体液平衡，生命体征平稳。

②心排血量维持正常，组织灌注得到改善。

③呼吸道通畅，保持适当通气和血氧饱和度，气体交换正常。

④未发生感染或感染得到控制。

⑤不适减少，疼痛减轻。

⑥活动耐力增加。

⑦满足患者营养需要。

⑧能够自理。

⑨维持足够的尿量，无尿路感染，保持规律排便。

⑩无跌倒/坠床及意外拔管发生。

⑪无压疮发生。

（3）护理诊断及措施。

①低效型呼吸形态或气体交换受损：与支气管痉挛、感染、中枢神经系统抑制、肺淤血、肺不张、心排血量减少、分泌物潴留、气道内阻塞等有关。护理措施：监测呼吸频率、潮气量、SPO_2、血气分析结果、呼吸机参数；评估发绀；保持呼吸道通畅，适时吸痰，观察痰液性状、量；抬高床头，定时更换体位。

②呼吸低效或无效：与镇静、胸痛、呼吸肌疲劳、安置气管导管、气道分泌物增多等有关。护理措施：取合理体位；适时吸痰并评价和记录吸痰后效果；保持气道湿润，定时更换体位；适时予以胸部物理治疗；及时清理口腔异物，保持气道通畅。

③组织灌注减少：与每搏心排血量减少、组织缺氧、酸中毒、血栓形成、有效循环血量减少等有关。护理措施：监测患者精神状态；监测血流动力学参数、脉搏、血压、尿量；评估血氧饱和度情况，皮肤颜色、温度，有无出汗；使用血管活性药物；静脉补液。

④舒适的改变：与环境改变、机械通气、各类管道的置入、疼痛、约束、大便失禁等有关。护理措施：充分解释；保持环境安静舒适，做好基础护理；适当使用镇静剂；定时更换体位。

⑤水肿：与水钠潴留、周围组织低灌注、肺动脉高压、低蛋白血症等有关。护理措施：评估水肿出现时间、部位、程度、发展速度、与活动体位的关

系；观察水肿伴随症状；给予清淡饮食，限制钠盐摄入，减少活动；定时监测电解质、白蛋白情况；给予药物，观察用药的效果；监测尿量及尿比重、24小时出入量。

⑥自理能力低下：与肌无力、消瘦、镇静、限制性卧床有关。护理措施：间隔安排自理，活动之间安排休息时间，说明节约能量的方法。

⑦躯体运动功能受损：与偏瘫、肌无力、肌强直或肌痉挛等有关。护理措施：维持关节运动，定时翻身，预防足下垂，被动运动。

⑧（潜在性）皮肤完整性受损：与长期不运动、营养失调、长期卧床、水肿等有关。护理措施：使用气垫床，避免长时间受压；保持床单元整洁；观察皮肤情况；使用软枕减少骨突部位压力。

⑨排尿、排便改变：与镇静、膀胱失去自主控制、膀胱痉挛或张力高、饮食生活习惯改变等有关。护理措施：保证足够饮水，记录出入量；观察尿量、大便性状；留置尿管，做好尿道口护理。

⑩焦虑：与疾病危重、瘫痪、不能沟通、健康受到威胁、不了解疾病、社会经济地位低下等有关。护理措施：建立沟通系统；鼓励提问并回答；操作前让患者了解操作目的，取得配合；保持环境安静、舒适，做好基础护理。

⑪有感染的危险：与休克、机体衰弱、置管、免疫力低下等有关。护理措施：血液、尿液、痰液、创口分泌物培养，监测血象和体温，评估创口局部情况，使用抗生素，严格无菌操作，床旁严格消毒。

⑫营养不良：与摄入量减少、机体消耗量增多有关。护理措施：评估患者营养状态，监测血糖、白蛋白和电解质；观察进食情况，防止误吸；给予静脉营养支持；记录出入量。

⑬体温异常：与感染、组织灌注异常有关。护理措施：评估生命体征、意识；给予物理、药物降温，并记录降温效果；保持床单元干净、整洁。

第四章　世界卫生组织国际应急医疗队（第三类）外科手术标准解读与建设经验

第一节　外科手术标准解读与建设经验

一、外科手术标准解读

世界卫生组织国际应急医疗队在外科手术方面的标准见表 4-1-1。

表 4-1-1　世界卫生组织国际应急医疗队在外科手术方面的标准

标准项目	第一类队伍	第二类队伍	第三类队伍
外科手术	不提供	紧急手术	重建和专科手术

具备外科手术能力的第二类和第三类国际应急医疗队应在具有必需资源的情况下进行外科治疗，以期为患者带来最好的结果。队伍必须在手术过程中为成员提供个人保护装备，至少包括无菌手套、隔离衣、口罩和护目用具。即使因灾难和当地环境限制，也至少要满足手术安全清单最低标准。所有手术治疗必须知情同意，任何极端的突发灾难情况下也应如此。该知情同意必须符合当地文化和背景，以患者使用的语言书写，并记录在患者的医疗记录中。所有的手术治疗也必须记录在患者的医疗记录中，同时应有一个持续治疗计划的简单描述，用以告知其他医疗人员。

第一类国际应急医疗队无须达到此标准。第二类和第三类国际应急医疗队必须有能力以外科手段进行相应的伤口护理、骨折护理和麻醉护理。

第二类国际应急医疗队所提供的外科治疗主要集中在与突发灾害相关的紧急情况。第二类国际应急医疗队的外科队伍要熟练掌握一般的急诊治疗，比如剖腹手术，但实际上他们的大多数工作是矫形和清创手术，他们要能在成功地进行清创手术和伤口护理后，用基本的皮瓣和皮肤移植物覆盖伤口缺损。另外，外科医生必须具备充足的经验施行剖宫产术，或者有一个随时待命的能施行剖宫产术的工作人员，能同时处理小儿和成人的外科疾病。这类队伍还被期望有能力处理其他的数量增加的普外科急诊患者，如阑尾炎、嵌顿性疝等患者。

第三类国际应急医疗队应作为一个在第二类国际应急医疗队无法诊治的复杂病例的转诊中心而发挥作用。除了第二类国际应急医疗队提供的服务，第三类国际应急医疗队要提供专业的重建治疗、伤口护理和骨折治疗，另外还需提供复杂的儿科疾病治疗、后期塑形治疗、广泛烧伤或特殊患者的治疗。第三类国际应急医疗队的外科医生应得到良好麻醉，重症监护级别的术前、术后治疗，综合康复治疗的支持。

二、外科手术标准建设经验

国际应急医疗队通过遵守以下标准操作规程来达到世界卫生组织国际应急医疗队在外科手术方面的标准。

（一）手术室建设要求

第一类队伍没有手术室设定，因此手术室建设要求为第二、第三类队伍的建设要求，见表4－1－2。

表4－1－2　手术室建设要求

项目	第二类队伍要求	第三类队伍要求
手术室物理基础设施	・带门禁的专用区域、复苏室 ・卫生管理和制度，洗手设施，可清洗的地板和墙壁 ・带有压力控制/保护的手术台，足以看清腹部深层器官的照明系统 ・电刀，吸引器 ・手术室器具（敷料车、器械车），担架 ・气温和带菌者控制能力	在第二类队伍基础上增加： ・空气控制（10μm过滤G4） ・适用于特定操作的手术台 ・先进的消毒和溯源系统 ・加强卫生管理制度
麻醉需求	・提供局部麻醉的能力 ・提供全身麻醉的能力（使用或不使用气体） ・有能力复苏气道控制/建立手术气道 ・氧浓缩器	在第二类队伍基础上增加： ・高级的监护：心电监护＋二氧化碳监测 ・气体麻醉 ・通风设备
手术能力	提供常规手术、骨科手术和产科手术的能力。至少包括截肢、外固定、腹部手术、剖宫产、刮宫术、胸引流、伤口清创、牵引的能力	在第二类队伍基础上增加专科确定性手术的能力

续表

项目	第二类队伍要求	第三类队伍要求
耗材	·耗材，包括药物，至少足以执行突发灾难下流行病学预期的200次操作 ·足够200人/次医务人员使用的个人防护用品。具备在不同病例之间更换个人防护用品的能力 ·医务人员和患者的皮肤无菌清洗帷帘 ·消毒（高压灭菌）实验室 ·净水（100升/患者×200名患者）、生理盐水用于腹部灌洗 ·常规设备：高压灭菌设备、光源、空调和烧灼器	与第二类队伍一致
程序	·手术安全核对表 ·遵循专业的循证标准 ·冷链与药物管控	与第二类队伍一致

（二）创伤救治标准操作流程

1. 目的。

规范创伤救治标准操作流程，降低病死率，改善患者预后。

2. 背景。

在野外执行救援任务时，可能会接诊创伤患者。规范此类患者的诊治流程，可降低病死率，提高救援质量。

创伤患者的主要表现：多数为多发伤或复合伤，原因为交通事故、工程事故、火灾、建筑物倒塌或砸伤，常有多发性骨折、内脏破裂、窒息、挤压伤。其中，多处伤是指同一解剖部位或脏器发生两处或以上的损伤，如小肠多处破裂、肢体多处枪弹伤等，均为多处伤；复合伤指两种或两种以上致伤因素，同时或相继作用于人体所造成的伤害，如原子弹爆炸所致的伤害可有辐射、冲击波、热等多种因素致伤。

3. 任务描述。

1）院前救治。

（1）现场评估。

（2）患者的伤情评估。

（3）确定接收医院或创伤中心。

（4）患者转运与信息交换（按病情严重程度转运并提前告知接收医院）。

（5）交接患者病情及已采取的治疗措施。

（6）根据 ABCDEF 原则迅速判断患者有无威胁生命的情况。

①Airway：呼吸道情况，气道是否通畅。

②Breath：呼吸情况，是否有通气不良、胸廓是否对称、呼吸音是否减弱，注意有无张力性气胸、开放性气胸及连枷胸。

③Circulation：循环情况，观察是否有休克。

④Disability：神经系统情况。

⑤Exposure：充分暴露。

⑥Fracture：骨折情况。

2）分类患者。

（1）需立即复苏的患者：呼吸道阻塞、中重度休克患者应立即进行复苏，如大量失血、多处伤、复合伤、严重挤压伤者。

（2）需立即手术的患者：有窒息危险的颌面部和颈部伤、胸腔内脏伤（如开放性气胸、大量血胸、心包积血、张力性气胸等）、严重的内出血（如腹腔内出血、进行性颅内血肿等），需要在手术的同时进行复苏。

（3）可第二批手术的患者：内出血不多的腹腔脏器伤，如胃肠道伤、胆道系统伤、泌尿系统伤患者；没有窒息威胁的胸部伤，有进行性意识障碍的闭合性颅脑伤患者；四肢血管伤，上过止血带的肢体伤患者；需要清创的损伤患者。

3）一级救治程序。

（1）对于呼吸困难的患者，立即清除口鼻腔分泌物和异物，行气管插管或气管切开术。

（2）对于未停止活动性出血的患者，根据情况采用填塞、钳夹或结扎止血。

（3）对于有进行性意识障碍的颅脑穿透伤患者，用咬骨钳扩大颅骨孔排血，记录患者的意识、瞳孔大小、对光反射等情况。

（4）对于开放性气胸患者做密封包扎，对于张力性气胸患者做穿刺排气或闭式引流，对于大量血胸或心包积血的患者做穿刺排血或闭式引流，对于浮动胸壁的患者进行包扎固定，对于严重纵隔气肿的患者做切开排气。

（5）高度膀胱胀满不能自行排尿的患者，应导尿或做耻骨上膀胱穿刺排尿。

（6）给予适当的止痛剂。

4）二级救治程序。进行全面的身体评估，并与损伤的最终诊断和治疗相结合，如有适应证应进行进一步检查，如 B 超、腹腔灌洗、计算机断层扫描

(CT)、血管造影、摄片、抽血化验，备皮、备血，完成术前准备，初步和家属沟通。创伤严重程度评分大部分在此期间完成。

5）损伤救治。

(1) 初始简单处理。

①止血：直接压迫或填塞止血，血管结扎、修补、分流及栓塞。

②控制污染：防止肠内容物、胆汁或尿液污染。

③暂时关闭胸腔、腹腔：可用巾钳钳夹、行皮肤单层连续缝合，或用修复材料填补缺损。

(2) 继续复苏。

①复温，纠正凝血障碍和酸中毒，通气支持。

②纠正凝血障碍，输入冷沉淀及血小板。

③进行伤情再检查。

④如有未控制的出血，应手术止血。

⑤监测重要指标，如中心静脉压、腹内压、血气分析、凝血酶原时间等。

(3) 入手术室进行确定性手术，修复、重建和闭合伤口。

①时机：关于何时进行手术仍有争议，一般主张经 ICU 治疗后复苏48 小时内进行。

②必备条件：低温状态纠正、凝血功能恢复正常。

③最佳条件：氧运输正常、血流动力学稳定、酸中毒纠正、出血控制、无威胁生命的其他因素存在。

④内容：去除填塞，彻底止血，探查与重建。

6）三级救治程序。三级救治程序包括再次全身体格检查、重新评估实验室数据和放射性资料。发现任何新的体征都要进一步检查。早期常漏诊的损伤包括微小骨折、小的皮肤裂口、创伤性脑损伤等。应加强沟通，进一步治疗剩余的创伤。

（三）侵入性外科手术标准救治流程

1. 目的。

规范侵入性外科手术标准救治流程，确保能及时、正确、有效地进行侵入性手术救治。

2. 背景。

侵入性外科手术标准救治流程对于收治的需要行侵入性手术的患者，能有效降低并发症风险，提高救治质量。

3．任务描述。

1）缩短术前住院时间，维持手术患者的正常体温，根据指南预防性使用抗菌药物，术前清洁皮肤。

2）保证手术室门关闭、环境表面清洁，最大限度地减少人员数量和人员流动。

3）保证使用的手术器械及物品等达到无菌水平。

4）手术中医务人员要严格遵循无菌操作原则，保持有效止血，减少组织损伤，彻底去除手术部位的坏死组织，避免形成死腔。

5）术中保持患者体温正常，防止低温。需要局部降温的特殊手术执行具体专业要求。

6）冲洗手术部位时，应当使用温度为37℃的生理盐水等液体。

7）对于需要引流的手术切口，术中应当首选密闭负压引流，并尽量选择远离手术切口、位置合适的部位进行置管，确保引流充分。

8）手术后，医务人员接触患者手术部位或更换切口敷料前后应当进行手卫生。

第二节　骨折处理标准解读与建设经验

一、骨折处理标准解读

世界卫生组织国际应急医疗队在骨折处理方面的标准见表4－2－1。

表4－2－1　世界卫生组织国际应急医疗队在骨折处理方面的标准

标准项目	第一类队伍	第二类队伍	第三类队伍
骨折处理	基础的骨折处理	高级的骨折处理	复杂的骨折处理

所有治疗骨折的国际应急医疗队必须为每个患者制订一个持续性的治疗计划，可以由治疗患者的国际应急医疗队队长制订，也可以由其他国际应急医疗队或当地卫生机构制订。患者必须清楚这个计划的内容。

第一类国际应急医疗队能在院外情景下管理基本的骨折，能够运用基本的夹板和石膏。第一类国际应急医疗队也可被要求在院外情景下接收从第二类应急医疗队转诊回来的患者，以对其骨折进行继续治疗和随访。

第二类国际应急医疗队要具备保守治疗和手术治疗骨折的能力，包括牵引、上夹板和石膏、外固定和截肢。对于需要截肢的患者，应由经过培训和在来源国被允许施行截肢手术的外科医生施行手术，而且仅在考虑患者及环境因素后施行。截肢要尽量保留肢体长度，以促进伤口愈合、方便假体的安装。截肢的决定和相关的知情同意必须清楚记录，最好使用预测肢体存活可能性的客观评分系统，如肢体破坏评分系统。截肢的原因必须记录，外科队伍必须有一个清晰的、预先计划好的流程，在手术前探讨和记录所有已知因素、手术指征和意见。截肢手术需要在充分的麻醉和镇痛下开展。康复服务和心理辅导应在手术之前或手术期间进行，并需要延伸到康复的整个过程。

第三类国际应急医疗队除了能够进行上述骨折管理，还要有能力进行复杂骨折的处理。这可能涉及骨移植和内固定，但仅在手术室和仪器完备、彻底灭菌得以保证的情况下进行。

二、骨折处理标准建设经验

国际应急医疗队可通过遵守以下标准操作流程达到世界卫生组织国际应急医疗队对于骨折处理方面的标准。

（一）开放性骨折标准操作流程

1. 目的。

规范开放性骨折标准操作流程，确保能及时、正确、有效地进行开放性骨折的救治。

2. 背景。

国际应急医疗队可能会收治一些开放性骨折患者。规范化开放性骨折操作流程，能有效降低并发症风险、提高救治质量。

3. 任务描述。

1）开放性骨折分型（表4－2－2）。

表4－2－2　开放性骨折Gustilo分型系统的精简版

类型		描述
Ⅰ		伤口＜1cm，清洁伤口
Ⅱ		伤口＞1cm，没有严重的软组织损伤
Ⅲ	ⅢA	广泛的软组织损伤，但是软组织覆盖良好
	ⅢB	广泛的软组织损伤，软组织覆盖不良
	ⅢC	合并需要修复的血管损伤

2）初次评估。

（1）在处理开放性骨折患者时，首要目标是拯救生命。应在现场或急诊室里即刻按照高级创伤生命支持（ATLS）协议进行抢救。当生命体征稳定后就应尽快进行骨科的评估和处理。

（2）了解损伤的机制，以获知患者所受暴力能量的大小以及损伤污染的程度。每个肢体都应进行系统性的检查，避免漏诊。

（3）在进行复位和（或）石膏固定之前，应记录开放性伤口的尺寸、位置和软组织损伤程度。

（4）应进行完整的神经血管检查，如有必要，对疑似血管损伤的患者应进行相应的血管辅助检查。

（5）如果临床上怀疑存在骨筋膜间室综合征而患者又不能配合检查，应测量筋膜间室压力。

3）初期处理。

（1）去除污染物，如树叶和衣物等。

（2）对伤口进行拍照，有利于避免反复多次的检查。

（3）在清创之后采用湿/干敷料进行包扎，以促进伤口愈合、避免感染。

（4）复位骨折，并使用夹板固定。在复位前后记录血管搏动情况。

（5）基于近年来的研究结果，不再建议清创前进行细菌培养。

（6）应常规使用破伤风疫苗预防。

（7）尽早使用抗生素作为治疗手段，第一代头孢菌素对开放性骨折有良好作用（如头孢唑林），对于Ⅲ型开放性骨折可联合使用第一代头孢菌素和氨基糖苷类药物，或者使用第三代头孢菌素。细菌培养结果能指导敏感抗生素的使用。

4）治疗策略。手术的目标是彻底清创、稳定骨折和重建软组织覆盖。

（1）外科清创。

①尽早进行清创手术。

②充分的清创是预防感染、促进骨折愈合的重要步骤，其目的是清除所有的污染组织和失活组织，包括皮肤、皮下脂肪、肌肉和骨骼。

③根据损伤部位将伤口纵向延长进行探查。

④对骨髓腔进行清理，去除所有的失活组织以及没有软组织附着的骨骼。

⑤根据渗血情况判断骨骼和皮肤的血运情况，评估肌肉的活力，遵守4C原则：颜色（color）、收缩性（contractility）、循环情况（capacity of blood）、肌肉韧性（consistency）。

⑥当对软组织活性和清创是否足够存在怀疑时，应该再次进行清创。

⑦用生理盐水充分冲洗伤口：Ⅰ型骨折 3L，Ⅱ型骨折 6L，Ⅲ型骨折 9L。

（2）骨折的处理。早期稳定骨折以减轻疼痛，利于下床活动，防止进一步的软组织损伤，并促进骨折愈合。对于关节内骨折而言，早期稳定更为重要，有利于关节的早期活动。要根据血流动力学情况、骨折位置和类型、软组织损伤的程度选择不同的治疗方法。

①外固定：外固定支架、石膏、牵引等。

②交锁髓内钉。

③钢板螺钉内固定。

（3）植骨。植骨可以促进骨折的修复和骨质缺损的重建。对于Ⅰ型和Ⅱ型开放性骨折。可以在关闭伤口的同时进行植骨手术。但是对于Ⅲ型开放性骨折，由于广泛的骨膜剥离、软组织损伤及创伤带来的血供差等问题，最好等伤口愈合之后再进行植骨手术。在最终闭合伤口的时候也可以使用重组人骨形态发生蛋白 2（rhBMP－2）来促进骨折愈合。

（4）伤口闭合。

①Ⅰ型开放性骨折的合并伤口通常经过二次手术或在第一次手术中就可以关闭，不会增加感染的风险。

②Ⅱ型和Ⅲ型开放性骨折可能需要在多次的清创手术期间和进行皮瓣转移手术之前对伤口进行包扎覆盖，可采用伤口负压治疗装置进行覆盖治疗。

③伤口延迟愈合会增加院内感染革兰阴性菌（如假单胞菌属、肠杆菌属）及耐甲氧西林金黄色葡萄球菌的风险。

（二）牵引标准操作流程

1. 目的。

规范牵引标准操作流程，确保能及时、正确、有效地进行牵引。

2. 背景。

国际应急医疗队可能会收治一些需要牵引的患者，规范化牵引操作流程，能有效降低并发症风险、提高救治质量。

3. 任务描述。

1）牵引的种类：皮牵引、骨牵引、皮牵引＋骨牵引。

2）骨牵引的作用：恢复肢体的长度、利于移位骨折的复位、维持骨折端稳定、明显减轻疼痛、缓解肿胀。

3）根据骨牵引部位分类：上肢骨牵引、下肢骨牵引。

4）上肢常用骨牵引：指端牵引、尺桡骨远端骨牵引、尺骨鹰嘴牵引。

5）下肢常用骨牵引：股骨髁上牵引、胫骨结节牵引、跟骨牵引、指端骨牵引。

6）尺桡骨远端骨牵引：适应证为尺桡骨不稳定骨折或稳定骨折但前臂肿胀严重。

7）尺骨鹰嘴牵引：

（1）适应证：肱骨干骨折、肱骨髁上骨折。

（2）进针部位：尺骨鹰嘴顶点向远侧 2cm，距尺骨皮下缘 1.0～1.5cm。

（3）牵引重量：开始 4～5kg，骨折复位后以 2kg 维持。

（4）易损伤结构：尺神经。

8）股骨髁上牵引。

（1）适应证：股骨干骨折、粗隆下骨折、粗隆间骨折、股骨颈骨折、髋关节骨性关节炎、髋关节脱位、髋臼骨折。

（2）进针部位：

①内侧通过股骨内侧髁顶点的纵线。

②外侧通过腓骨小头的纵线。

③横线髌骨上极以上 1～2cm。

④注意：老年患者宁上勿下。

（3）牵引重量：体重的 1/10～1/7。

9）胫骨结节骨牵引。

（1）适应证：股骨干骨折、粗隆下骨折、粗隆间骨折、股骨颈骨折。

（2）牵引重量：体重的 1/10～1/7。

（3）易发生的并发症：胫骨结节劈裂、腓总神经损伤。

10）跟骨牵引。

（1）适应证：胫骨平台骨折、胫腓骨骨干骨折、骨折后局部肿胀暂时无法手术、踝部骨折。

（2）进针点：内踝尖与跟骨结节内后侧连线中点。

（3）牵引重量：复位重量 4～6kg，骨折复位后以 3kg 维持。

（4）注意事项：勿损伤踝管内重要神经、血管。

11）骨折牵引操作步骤。

（1）消毒（包括出针侧）。

（2）铺巾。

（3）麻醉（0.2%利多卡因溶液）。

（4）入针。

（5）穿针。

（6）再次消毒针眼。

（7）牵引。

12）骨牵引操作注意要点：进针方向、牵引力线、重量要适当，摄片复查，及时调整。

（三）石膏固定标准操作流程

1. 目的。

规范石膏固定标准操作流程，确保能及时、正确、有效地进行石膏固定。

2. 背景。

国际应急医疗队可能会收治一些需要石膏固定的患者。规范化石膏固定操作流程，能有效降低并发症风险、提高救治质量。

3. 任务描述。

1）临床救治人员初步评估患者病情，并向上级医生汇报，确定是否需要石膏固定。

2）上级医生评估后确定采用石膏固定者，根据患者病情确定采用的石膏类型，同时安排患者的术前谈话、术前准备和术前检查。

3）完善患者的术前准备，术前检查明确无手术禁忌，患者及其家属签署手术相关文书后开始手术。

4）复位骨折或处理相应创伤后开始行石膏固定，在石膏固定前应注意，为保护骨隆突部位的皮肤和软组织不被压伤，需在固定石膏前放好衬垫。

5）将石膏绷带卷平放入温水桶中，待无气泡后取出，以手握其两端，挤去水分后使用。

6）固定时应遵循三点固定原则，在存在软组织铰链的对侧为一个力点，在铰链同侧骨干上、下端各为一个力点。只有准确塑出上述三点固定关系，管型石膏才能保持稳定。

7）固定时应做到良好塑形、松紧适度（以小指指尖能伸进绷带为宜），使石膏绷带干硬后能符合肢体轮廓，下肢如同紧身衣裤，足部应注意足弓的塑形。石膏绷带应平整包裹，切勿将其扭转后再包裹，以免形成皱褶。维持合理关节位置，除特殊体位外，一般将关节固定于功能位。应将手指、足趾露出，以便观察肢体血液循环、感觉和活动功能等，同时有利于功能锻炼。

8）石膏绷带包扎完毕后，应在石膏上注明包石膏的日期和类型，如有创口，需标明位置或直接开窗。应注意维持石膏形状直至石膏完全干硬。

9）术后为防止骨质疏松和肌萎缩，应指导患者进行功能锻炼。搬运过程中，注意避免折断石膏，如有折断应及时修补。

10）患者返回病房后，应抬高患肢，以防肿胀。天冷时，注意石膏固定部位的保暖。

11）注意观察肢体远端循环、感觉和运动功能，如有剧痛、麻木或血液循环障碍等情况，应及时将石膏纵行全层剖开松解，继续观察伤肢远端循环情况，如伤肢循环仍有障碍，应立即拆除石膏，完全松解，紧急处理伤肢循环障碍。肢体肿胀消退后，如石膏固定过松、失去固定作用，应及时更换。

12）应将石膏固定后的注意事项向患者及其家属反复交代清楚，以引起重视。

（四）外固定支架固定标准操作流程

1. 目的。

规范外固定支架固定标准操作流程，确保能及时、正确、有效地进行外固定支架固定。

2. 背景。

国际应急医疗队可能会收治一些需要外固定支架固定的患者。规范外固定支架固定操作流程，能有效降低并发症风险、提高救治质量。

3. 任务描述。

1）临床救治人员初步评估患者病情，并向上级医生汇报，确定是否需要安置外固定支架。

2）上级医生评估后确定需安置外固定支架者，根据患者病情确定采用的外固定支架类型，同时安排患者的术前谈话、术前准备和术前检查。

3）完善患者的术前准备、术前检查明确无手术禁忌，患者及其家属签署手术相关文书。

4）麻醉生效后，患者取仰卧位，术区常规消毒铺巾。

5）根据患者病情复位骨折或处理关节损伤。逐层切开皮肤、皮下组织，暴露骨折部位，清除骨折端血肿，复位骨折，持骨器维持，透视下确定骨折复位质量。如某些情况下骨折复位困难，亦可先安置固定针后利用固定针进行骨折复位。

6）根据骨折类型安置固定针，在每一个主要骨折块至少在安全区置入2枚固定针，在每一个骨折块上，固定针的间距应尽量宽。如果软组织条件允许，固定针应尽量靠近骨折端，但不应穿入骨折端血肿内。如果计划进行延期内固定，固定针应避开可能的手术切口和手术入路。

7）在预先设计固定针进针部位的安全区内行纵形小切口，分离皮肤、皮下组织、骨膜，直达骨面，安置软组织保护器后对骨皮质进行预钻以避免热损伤。

8）安置固定针，应注意固定针长度合适，不要将固定针置入关节内。

9）安置连接杆，连接杆应尽量靠近骨骼以增加固定稳定性。

10）术中透视下确定骨折复位无误后，冲洗切口，逐层缝合，包扎完毕。

11）术后常规进行针道护理，并指导患者功能锻炼。

12）根据患者病情评估下一步治疗计划，确定外固定支架拆除时间。

（五）外固定夹板固定标准操作流程

1. 目的。

规范外固定夹板固定标准操作流程，确保能及时、正确、有效地进行外固定夹板固定。

2. 背景。

国际应急医疗队可能会收治一些需要外固定夹板固定的患者。规范外固定夹板固定操作流程，能有效降低并发症风险、提高救治质量。

3. 任务描述。

1）物品准备：绷带、保护垫、剪刀、扎带、夹板。

2）外固定夹板固定的要求与原则。

（1）既起固定作用，又对伤肢软组织无损伤，保持正常血运，不影响骨折正常愈合。

（2）防止伤肢再移位，避免不利于伤肢愈合的有害应力。

（3）对伤肢各关节约束少，为早期功能锻炼创造条件。

（4）对骨折整复后的残留移位通过压垫和小夹板固定，可有矫正作用。

3）外固定夹板固定的适应证。

（1）四肢闭合骨折，手法复位成功。

（2）四肢开放骨折，创口小或经处理伤口已愈合。

（3）四肢近关节或关节内骨折，手法复位成功。

4）外固定夹板固定的操作流程。

（1）根据具体的骨折类型确定手法复位策略。

（2）复位满意后，用绷带由伤肢远端向近端包扎1～2层，保护皮肤不受夹板摩擦，分散夹板的作用力，使皮肤受力均匀。

（3）将固定垫用胶布条粘贴在小夹板或伤肢适当的部位。

（4）安放主夹板和辅夹板于合适位置，用绷带包扎。

（5）检查绷带的松紧度，指导患者进行康复锻炼，制订随访计划。

5）外固定夹板固定后注意事项。

（1）固定后需抬高患肢。

（2）严密观察肢端血运，若出现肢体剧痛、麻木，应警惕肢体血运障碍，及时做出诊断并处理。

（3）应在夹板两端或骨隆突处放置固定垫，避免压迫皮肤。

（4）适时调整夹板的松紧度。

（5）定期复查X线片，关注骨折愈合情况，了解是否存在断端移位。

（6）及时指导进行功能锻炼。

（六）截肢术标准操作流程

1. 目的。

规范截肢术标准操作流程，确保能正确使用截肢术。

2. 背景。

截肢术是指通过外科手术的方法切除肢体的一部分或全部，为破坏性极大的手术，手术后将出现严重残疾。因此，在行此手术前必须认真考虑患者的全身和局部情况，严格掌握手术适应证。必须征得患者本人或家属的同意，上报医务科备案。

国际应急医疗队可能会收治某些严重创伤、严重感染或肢体坏死的患者，基于局部和全身情况评估，患肢已经无法保存，需要接受截肢术。规范截肢术操作流程，能有效降低死亡风险、减少术后并发症、提高预后质量。

3. 任务描述。

1）适应证。

（1）严重创伤：肢体严重碾压伤或火器伤合并不能修复的重要血管损伤，或挤压伤并发肾衰竭等。

（2）严重的感染危及患者生命：严重的气性坏疽、继发性败血症等。

（3）肢体已发生坏死：某些血管疾病。

2）分类。

（1）根据伤口是否缝合分为闭合性截肢术（有皮瓣设计，可一期愈合）和开放性截肢术（疤痕愈合，需二期手术）。

（2）根据截肢的外形分为环状截肢术和瓣状截肢术。

3）截肢平面的选择。

（1）要求。

①考虑术后的效果。

②尽可能保留肢体的长度，有利于残肢发挥出最大的作用。

③有利于安装义肢，有利于义肢发挥作用。

④特殊要求：手、足指（趾）截肢要尽可能保留长度（特别是拇指），足趾应注意尽可能保留第一、五跖骨头。

(2) 理想截肢平面。

①上臂：从肩峰向远端15～20cm的范围。

②前臂：从鹰嘴向远端5～15cm的范围。

③大腿：从大转子向远端15～25cm的范围。

④小腿：从胫骨平台向远端5～15cm的范围。

4) 皮瓣设计（以大腿为例）的原则。

(1) 大腿截肢平面直径＝大腿周径/π，直径的1/3为后瓣、2/3为前瓣，两瓣长度之和等于截肢平面直径。

(2) 皮瓣设计要求：皮瓣包括皮肤、皮下和深筋膜，上肢皮瓣前、后瓣等长，下肢皮瓣前瓣长于后瓣，手、足部皮瓣掌（跖）侧长于背侧。

5) 止血带的应用。

(1) 止血带包括普通橡皮止血带和充气止血带。

(2) 使用止血带的优点：出血少、术野清晰、缩短手术时间。

(3) 止血带应用时间：1.0～1.5小时松1次，每次至少松5分钟。

(4) 压力：上肢40kPa，下肢80kPa。

(5) 注意事项：气性坏疽患者等禁用止血带。

6) 术前准备。

(1) 截肢会给患者带来严重的精神和肉体上的创伤，因此，应详细地向患者及其亲属解释截肢的必要性和义肢装配及使用中的问题，做好思想工作。如系开放性截肢，尚需说明须再次截肢。

(2) 开放性截肢后再截肢的患者，最好等待伤口愈合后手术。如未愈合，应先植皮。

(3) 除因供血不足以致肢体坏死者，应于截断平面的近心端置充气止血带，以减少失血，保持术野清晰。

(4) 一般情况不佳或高位截肢者，术前应做好输血准备，以防休克。

(5) 各种特殊情况，如糖尿病、恶性肿瘤患者，应在手术前后用给予胰岛素或抗肿瘤药物控制。

第三节　伤口处理标准解读与建设经验

一、伤口处理标准解读

世界卫生组织国际应急医疗队在伤口处理方面的标准见表4-3-1。

表4-3-1　世界卫生组织国际应急医疗队在伤口处理方面的标准

标准项目	第一类队伍	第二类队伍	第三类队伍
伤口处理	基础的伤口处理	手术的伤口处理	复杂的伤口处理

灾害期间的伤口护理应遵循疾病预防控制中心和世界卫生组织新近的共识文件与指南。

关键原则包括一期闭合伤口、伤口修整、清创，如果合适的话可行夹板治疗、修复及延迟一期闭合。

第一类国际应急医疗队在门诊情况下，首次伤口护理时应集中精力于快速评估伤口，使用常规生理盐水去污，进行简单的包扎，接种破伤风疫苗和按需使用抗生素。伤口必须处于非关闭状态。如果第一类国际应急医疗队有能力进行更复杂的伤口护理（包括清创术），应仅在镇痛状态下进行。但应注意清创不充分或者伤口闭合不恰当将引起较高的并发症风险，包括延迟愈合、肢体的败血症等。

第二类国际应急医疗队和当地医疗机构应拥有外科和麻醉设施及经验来进行完全感染伤口的护理。这很可能成为突发灾难尤其是地震后的主要工作。伤口可能有或无骨折，或疑似骨折表现。应该遵循先处理伤口，再处理骨折的基本原则。伤口护理能力必须包括在局麻或者全麻下对失活组织进行广泛清创的能力。对于大范围伤口住院患者的护理，伤口审查和在适当时机延迟一期闭合伤口都是需要的。第二类国际应急医疗队要能进行简单的闭合操作，包括皮肤移植物和基本皮瓣的缝合，以及烧伤的管理。需要进行复杂修复重建外科手术的复杂病例将被转诊至第三类国际应急医疗队或者其他相应机构。

在相应机构或第二类国际应急医疗队已充分清创和控制败血症的前提下，第三类国际应急医疗队将拥有进行大伤口缺损修复重建的能力。应明确第二类和第三类国际应急医疗队的交流是必须的。

二、伤口处理标准建设经验

国际应急医疗队可通过遵守以下标准操作流程达到世界卫生组织国际应急医疗队在伤口处理方面的标准。

（一）伤口处理标准操作流程

1. 目的。

规范急救队员伤口处理的流程，确保应急队员能够正确地对各类伤口进行初期处理，有效促进患者的伤口愈合，避免感染加重或其他并发症的发生。

2. 背景。

在处理外伤患者过程中，特别是处理合并开放伤口的患者时，临床救治人员、参与患者处置的其他人员应有针对性地做好伤口处理，积极有序地采取相关救治措施，这对于避免伤口感染加重、提高预后、改善美观度具有重要作用。

国际应急医疗队全体队员应按规程做好患者伤口的应急处理，接诊医生对伤口进行评估，了解致伤机制及相关合并伤，并进行相关的急诊处理。上级医生负责监督、指导和协助各位接诊医生进行相关的急诊处理，并对患者的预后进行评估。接诊医生处理完毕后，需向患者及其家属交代伤口的损伤情况、预后及相关注意事项，并制订康复计划和随访方案。

3. 任务描述。

1）接诊人员需对急诊患者的创面进行及时准确的评估，了解致伤因素，根据损伤的严重程度和特点对患者的伤口制订初步的救治计划。

2）接诊医生应及时将患者伤口的损伤情况及初步的救治计划汇报给上级医生审核，并准备好伤口处理所需的相关物品。

3）上级医生根据患者的伤口情况对初期拟订的救治计划进行二次审核，并评估患者伤口的预后及功能受限风险。

4）接诊医生在上级医生监督、指导和协助下完成伤口的处理。上级医生根据处理后的伤口情况，评估是否有必要请其他相关科室会诊，共同处理较为复杂的伤口。

5）处理完毕后，接诊医生需告知患者伤口的目前情况、随访和康复计划及其他相关注意事项。

6）相关物品准备：消毒钳、持针器、镊子、缝线、剪刀、引流管或烟卷片、生理盐水、纱布、棉垫、绷带、医用胶布、碘伏和手套。

7）伤口初步处理的标准程序。

（1）清洗去污：用无菌纱布覆盖伤口，剪去毛发，用肥皂水刷洗以除去伤口周围的污垢，再用生理盐水清洗伤口周围皮肤。

（2）伤口的处理：用碘伏消毒伤口及其周围的皮肤，铺消毒巾。换手套，穿手术衣。仔细检查伤口，清除异物，切除失去活力的组织。必要时扩大伤口，以便处理深部的组织。伤口内部彻底止血。最后用生理盐水和过氧化氢溶液反复冲洗伤口。

（3）缝合：更换手术单、器械和手套，按组织层次缝合创缘。污染严重的、有死腔的置引流管或延期缝合皮肤。若有大块皮肤或软组织缺损，应考虑采用各种方式闭合伤口，以保护伤口内的血管、神经和肌腱。

（4）伤口覆盖无菌纱布或棉垫，用绷带固定。

（5）对症使用止痛、抗感染药物，注射破伤风疫苗及其他抗毒素预防特殊类型感染或中毒。

8）伤口处理的注意事项。

（1）尽量保留肢体的长度。

（2）坏死组织必须清除干净，如果残端有坏死组织残留，易继发感染，导致伤口难以愈合。

（3）血管结扎时应在健康血管的部位结扎，并将残端置入周围正常组织内，避免再次出血。

（4）务必与患者及其家属进行充分沟通后再行手术治疗，以免清创过程中出现紧急情况。

（二）延迟一期闭合标准操作流程

1. 目的。

规范延迟一期闭合标准操作流程，提高救治质量，改善患者预后。

2. 背景。

在执行救援任务时，可能会接诊难以一期缝合关闭伤口，需要延迟一期闭合的患者。标准化此类患者的诊治流程，可提高救治质量，改善疾病预后。

延迟一期闭合适用于开放性损伤伴如下情况者：软组织严重损伤；创面重度污染；皮瓣血液循环较差但需要覆盖重要深部组织；受伤时间超过 12 小时；手术中皮肤张力过大难以一期缝合，或者皮瓣剥离较大、血液循环较差。

3. 任务描述。

1）创伤感染的发生率，并不完全与损伤程度、污染程度成正比，而往往由清创是否彻底及肢体的肿胀程度决定。早期闭合张力过大的伤口可造成组织血液循环障碍，常常引起继发性感染。大面积创伤，无论有无皮肤缺损，若缝合后评估肢体肿胀严重，可能引起皮肤紧张、皮瓣血液循环障碍，可在缝合后观察皮瓣血运，如果皮瓣无血液循环，必须去掉皮肤缝合张力，待伤口皮瓣血液循环稳定、伤口内无坏死组织及感染后（一般为3～5天）再行缝合关闭伤口。

2）当手术一期闭合伤口时，如果皮肤张力过大、难以缝合关闭，或者皮瓣剥离过多、皮瓣血液循环较差，需行伤口或皮瓣低张力缝合固定，不行一期闭合，待3～5天软组织肿胀消退、皮瓣血液循环改善后再闭合伤口。

3）特别强调，当3～5天后因肿胀、血运差、感染难以行延迟一期闭合时，不必勉强，而需果断延迟时间，换药或者再行清创处理、二期闭合伤口。方法包括二期缝合伤口、植皮处理、皮瓣转位修复等。

第四节　麻醉标准解读与建设经验

一、麻醉标准解读

世界卫生组织国际应急医疗队在麻醉方面的标准见表4-4-1。

表4-4-1　世界卫生组织国际应急医疗队在麻醉方面的标准

标准项目	第一类队伍	第二类队伍	第三类队伍
麻醉	不提供全身麻醉	基础全身麻醉	中级水平的全身麻醉和满足成人、儿童的麻醉

具备提供麻醉的能力对于第二类和第三类国际应急医疗队来说是强制性要求的。第二类和第三类国际应急医疗队应以《国际安全麻醉标准（2010）》（*International Standards for a Safe Practice of Anesthesia* 2010，http://www.ncbi.nlm.nih.gov/pmc/articles/PMC2957572/）为基础制订最低标准，但在实际情况中该强制性的标准在世界部分地区的紧急或突发救援过程中也许并不能满足需要或者执行很困难。国际应急医疗队施行麻醉的人员必须为能在他们国家当地进行麻醉的有资格认证的专业人士。

第一类国际应急医疗队不提供全身麻醉，但在院外情况下对疼痛、伤口及骨折进行管理时，局麻的使用是必需的。

第二类国际应急医疗队必须要满足麻醉安全技术相应标准中要求的最低标

准。特别是要求具备药物、设备，由经过培训的人员在发生麻醉并发症时施行复苏，还必须能通过氧气瓶或氧气浓缩器、吸引器辅助供氧，以及进行无创血压、脉搏、血氧等基本监测，必须配备成人和小儿使用的基本气道辅助装置和自动膨胀的呼吸袋。

第三类国际应急医疗队必须提供中级水平的全身麻醉操作，具体内容可参考《国际安全麻醉标准（2010）》。重要的是，第三类国际应急医疗队必须有能力使用国际标准所要求的设备和药物进行安全的儿童和成人气体麻醉。

二、麻醉标准建设经验

国际应急医疗队可通过遵守以下标准操作流程以达到世界卫生组织国际应急医疗队在麻醉方面的标准。

（一）全身麻醉标准操作流程

1. 目的。

经呼吸道吸入、静脉或肌肉注射等方式将麻醉药用于需要进行手术或气管插管的患者。最终目的是最大限度地减少或消除患者对手术的恐惧和围手术期的疼痛，保障安全。

2. 背景。

全身麻醉是目前使用最广泛的麻醉方式，可满足绝大部分手术要求。但是实施起来相对比较复杂，涉及术前评估准备、气道管理、术中管理及术后随访等内容。

3. 任务描述。

1）麻醉仪器的准备。

2）麻醉中管理。

（1）麻醉医生在任何时间、任何地点、对任何人实施任意一种麻醉，都必须事先完善人工气道、给氧、吸引、抢救药品和设备的准备以及生命体征监测。

（2）原则上必须完成上述所有准备工作并建立静脉通路后方能开始麻醉操作。

（3）麻醉药物的抽吸、使用只能由麻醉科医生或麻醉科护士进行，其他任何人无权进行。药物准备完成后必须在注射器或药液瓶上准确标明药物的名称和浓度（如 mg/mL）。使用药物必须进行“三查七对一注意”（操作前、操作中、操作后检查，查对床号、姓名、药名、药物浓度、药物剂量、用法、时间，注意在用药过程中观察药效和不良反应），严防错误。使用任何药物时都必须对其药理作用十分清楚，严禁非适应证用药。

（4）静脉通路建立之前可以进行一些麻醉操作，但不能使用任何麻醉药物和行气管插管。麻醉药物必须在静脉通路建立后才能使用（小儿基础麻醉，肌肉、直肠、口服给药除外）。

（5）整个围麻醉期至少有一名合格的麻醉科医生在场，严禁出现手术间内没有一名麻醉科医生的情况。

（6）严禁麻醉科医生替代手术室护士和外科医生去做他人全权负责的事情，如清点纱布等。

（7）严禁在患者手术结束、离开手术间以前收拾麻醉用品（如吸引器、螺纹管、面罩等）和抢救药品。

（8）围麻醉期严密监测，对任何报警信号要及时反应，检查报警原因并解决问题，不能简单消除报警声。

（9）需要输血时由麻醉科医生开取血处方，应准确写明患者姓名、性别、年龄、病室、床号、住院号（以病历中原始页黑体打印号为准）、血型（以病历中化验单为准）、血量。输血前麻醉科医生应与巡回护士依据病历仔细检查患者姓名、住院号、血型、血量、采血日期和交叉配血结果。

3）术毕转运、交接班。

（1）决定术后患者去向的原则。

①无重要脏器功能障碍、无麻醉残留问题，回病房。

②无重要脏器功能障碍，但有麻醉残留问题，回麻醉苏醒室。

③有重要脏器功能障碍，无论是否有麻醉残留问题，回 ICU。

（2）术毕患者转运。

①手术结束后，再一次记录血压、心率、中心静脉压，以确保循环平稳。

②检查简易呼吸器是否完好，在转运患者时随身携带。已拔除人工气道的患者还必须携带面罩。

③保护好气管插管及动静脉通路，防止脱出。

④使用无创持续每搏动脉血压监测系统，将动脉测压“0”点固定在平患者左心房水平的肩部。在有连续动脉压示波的情况下搬动患者，必要时连同心电图监测设备一起转运，转运后循环平稳时再撤除，开始使用压力表测压。无连续动脉测压者搬床后，必须再测至少一次无创血压。

⑤使用血管活性药物的患者，应选用充电良好的微量泵。停用扩血管药。

⑥搬床后观察动脉压，如血压降低，不能运送患者，应加快输血或调整血管活性药物，循环平稳后方可转运患者。

⑦断开麻醉机、接简易呼吸器时必须立即检查胸部起伏是否正常。

⑧转运患者途中应由外科医生和工人在推车前方拉车、开门，麻醉科医生在推车正后方（这样才能确保推车能通过的地方，麻醉科医生也能一起通过）保证充分通气，严密监测，必要时简易呼吸器应连接氧气袋或氧气钢瓶。

⑨转运患者途中应经常观察动脉、血压、脉搏及患者面色。

⑩为减少转运时间，应提前传唤电梯等候。

⑪必要时应由巡回护士从恢复室推复苏床到手术室接患者，以减少搬动患者的次数。

⑫到达 ICU 后仔细观察搬床前后血压变化并做相应处理。搬床后首先连接呼吸机，并观察患者胸廓活动及呼吸机工作状态。

⑬搬运后无特殊情况时严禁干扰 ICU 护士工作，最好在一旁仔细观察患者的呼吸和循环。在护士连接好呼吸机后麻醉科医生一定要确认患者胸部是否有起伏。不允许将患者转到 ICU 床上后匆忙交班，或仅测血压后就回手术室。

⑭要求 ICU 护士首先连接经皮动脉血氧饱和度监测仪和压力传感器并观察读数，再连接心电图导线，观察心律及心率。

⑮根据循环情况与恢复室医生商讨，适当调整血管活性药物及血管扩张剂泵入量。

（3）交接班。

①患者交班。

②核对患者姓名、诊断、手术名称。

③术中穿刺、诱导、插管、拔管、放血量等情况，血管活性药物及血管扩张剂应用情况。

④血气、血细胞比容（HCT）、尿量、引流量。

⑤输血、输液种类和数量。

⑥动静脉通路、中心静脉等情况，补液情况。

⑦特殊情况交代。

⑧呼吸道压力、双肺呼吸音、神志、双侧瞳孔。

⑨完成麻醉单并放入病历。

4）术后随访。

（1）术中或术后发生任何与麻醉有关的问题，或病情不稳定，或有特殊情况者必须多次随访。

（2）体外循环灌注技术员或医生必须对前 1 个工作日转流的患者进行访视，了解患者的意识恢复情况，血压、心率等生命体征是否平稳。

（3）术后 1～3 天，对神经系统、呼吸系统、循环系统、消化系统和泌尿系统进行逐项检查，如发现并发症，应继续随访记录，并判断是否与麻醉有关。①神经系统：有无头痛、感觉异常、意识不清；②呼吸系统：有无气管插管后并发症、呼吸系统感染；③循环系统：有无术后休克、心律失常、心绞痛等；④消化系统：有无恶心、呕吐、腹胀等；⑤泌尿系统：有无少尿、尿闭、血尿或尿潴留。发生的原因多与低血压、血型不合输血和药物损害有关，均需记录，并观察治疗效果。

（二）吸入麻醉标准操作流程

1. 目的。

规范吸入麻醉药的使用，提高麻醉安全性。

2. 背景。

吸入麻醉药是临床广泛使用的一种麻醉药，需要通过挥发罐使吸入麻醉药通过呼吸道进入患者体内，大部分以原型呼出体外，可控性好，术中知晓率低，呼吸、循环抑制发生率低。

3. 任务描述。

以七氟烷为例。

1）采用肺活量法进行儿童患者七氟烷吸入诱导。首先需要向儿童患者讲解麻醉过程，并做预先练习。预先进行呼吸回路的填充，使呼吸囊反复充放，回路内气体量能满足设定的吸入麻醉药物浓度要求。呼出肺内残余气体后，做一次肺活量法吸入8%的七氟烷（氧流量6L/min），并且屏气，一般20～40秒患者意识消失。儿童患者呼吸平稳后可开始建立静脉通道。

优点：肺活量法诱导速度快且平稳。

缺点：对不能合作的儿童患者不适用。

儿童患者呛咳、屏气是吸入麻醉药诱导时的常见状况，诱导时应迅速通过这一阶段，无须立即使用辅助呼吸装置，因为辅助呼吸装置可诱发咳嗽或喉痉挛。如发生气道阻塞，可出现胸腹摆动样运动。

儿童患者入睡后尽快建立静脉通道，如果发生喉痉挛和上呼吸道阻塞，就关闭排气活瓣，在允许儿童患者自主呼吸的同时产生约10cmH_2O的气道正压，以利于气体正常交换。如果该措施无效，实施快速正压通气通常可解除喉痉挛并避免胃胀气。琥珀胆碱是紧急情况下的正确选择。

2）七氟烷维持麻醉。麻醉诱导结束后，使用七氟烷维持麻醉，新鲜气流量不能低于1L/min，以避免长时间吸入后七氟烷与钠石灰反应，引起肾功能损伤。正常成年人七氟烷的最低肺泡有效浓度（MAC）是2.5%，术中根据麻醉深度调整吸入浓度为0.7～1.3倍的MAC。

3）麻醉苏醒。手术结束前约 15 分钟停止吸入麻醉，开大氧气流量至 6L/min以上，进行七氟烷的快速洗出，加快苏醒。

（三）小儿麻醉标准操作流程

1. 目的。

最大限度地减少或消除儿童患者围手术期的疼痛，保障安全。

2. 背景。

加强麻醉苏醒期的监测和管理，及时治疗早期出现的并发症，防止严重并发症发生。

3. 任务描述。

1）检查麻醉机、监护仪及吸引器，将麻醉机和监护仪设置成小儿模式，血压袖带更换为适合儿童患者的大小。

2）心电图电极应适合儿童患者大小，不影响手术部位。

3）选择适合的面罩和儿童患者螺纹管。

4）选择 1 号和 2 号镜片。

5）气管导管的选择（表 4－4－2）。

表 4－4－2　气管导管的选择

年龄	导管内径*（mm）	插入长度（cm）	
		经口	经鼻
新生儿	3.5	10	12
<1 岁	4.0	12	14
1 岁	4.0	12	14
2 岁	4.5	13	15
3 岁	5.0	14	16
4 岁	5.0	15	17
5 岁	5.5	16	18
6 岁	5.5	16	18
7 岁	6.0	17	19
8 岁	6.0	17	19
9 岁	6.5	18	20
10 岁	6.5	18	20
11～12 岁	7.0	20	22

注：* 导管内径（mm）$=\frac{\text{年龄（岁）}}{4}+4.0$。

6）稀释药品：1岁以上按照成人标准对半稀释，1岁以内按照成人标准的1/5倍稀释。

7）准备保温毯。

8）让儿童患者家属更换隔离衣，陪伴儿童患者进入手术室内，诱导至儿童患者意识消失，家属随后离开。

9）核对禁饮禁食时间。婴儿及新生儿因糖原储备少，禁食2小时后可在病房内静脉输注含糖液体，以防止发生低血糖和脱水。急诊手术在禁食时也应补充液体。

10）根据手术类型选择适合的麻醉方案，可联合神经阻滞或骶管阻滞镇痛。

11）手术麻醉期间液体维持量常按每小时计算，其计算公式见表4-4-3。

表4-4-3 儿童患者每小时液体维持量

体重（kg）	液体维持量（ml/h）
＜10	体重×4
10～20	体重×2+20
＞21	体重+40

例如：25kg体重儿童患者每小时液体维持量为25+40=65ml。

（1）麻醉期间输液的基本目的是：

①补充术前欠缺量。

②补充不显性失水量，维持必要的尿量。

③提供维持体内化学反应及酸碱平衡必需的电解质。

④提供能量。

⑤补充丢失的蛋白质，维持胶体渗透压。

⑥补充体外丢失量及体内转移量。

⑦补充因麻醉引起的液体丢失量。

（2）术中输液量应包括：

①术前禁饮禁食所致的失液量。

②正常维持输液量。

③麻醉引起的失液量。

④手术所致的失液量。

儿童患者术前均应禁食，自禁食至手术开始儿童患者有液体丧失，失液量=禁食时间×每小时液体维持量。

儿童患者进手术室前如已有静脉输液，可能无液体丢失，但大部分儿童患者进手术室前未输液，故均有液体丢失，需补充。此失液量最好在手术的最初3小时内补给，第1小时补充1/2失液量，第2、3小时各补充1/4失液量。例如，10kg儿童患者禁食4小时，将丢失液体160ml，故第1小时应补充120ml（维持量40ml+1/2失液量80ml），第2小时及第3小时各补充80ml（维持量40ml+1/4失液量40ml）。

麻醉引起的失液量与麻醉方法有关。紧闭装置液体丢失少，但吸入冷而干燥的气体时，呼吸道液体丢失多。麻醉时通气量可达1.0～2.5ml/h，输液时应考虑这一因素。

手术创伤及出血，使细胞外液大量丢失，术中必须及时补充。术中细胞外液转移至第三间隙，失液量根据手术大小而有不同。浅表小手术失液少，仅0～2ml/（kg·h），腹部大手术失液可高达15ml/（kg·h）。对于手术创伤失液，小手术可按2ml/（kg·h）补液，中等手术按4ml/（kg·h）补液，大手术按6ml/（kg·h）补液。

12）麻醉前应根据体重估计血容量：新生儿血容量约为85ml/kg，小儿约70ml/kg，肥胖小儿约65ml/kg。手术失血<10%血容量，可不输血而仅输平衡液；手术失血>14%血容量，应输红细胞混悬液，同时补充平衡液；手术失血10%～14%血容量，应根据儿童患者情况决定是否输注血液制品。此外，根据下列公式可计算出最大容许出血量（maximal available blood loss，MABL）。

$$\text{MABL}=\frac{\text{估计血容量（EBV）}\times\text{（HCT}-30\text{）}}{\text{HCT}}$$

例如10kg小儿的EBV=70×10=700（ml），如HCT为42%，则MABL $=\frac{700\times(42-30)}{42}=200$（ml）。

麻醉医生根据MABL及估计血容量决定容量补充治疗中所用液体的种类。失血量在1/3 MABL以下，单输平衡液；失血量≥1/3 MABL而<MABL，根据情况输血输液，可加用胶体液（如羟乙基淀粉、明胶制剂、右旋糖酐等）。补充平衡液量与失血量之比应为3∶1，胶体液量与失血量之比为1∶1。

13）麻醉期间体温下降的预防和处理（表 4－4－4）。

表 4－4－4　麻醉期间体温下降的预防和处理

体温下降原因	预防和处理
呼吸道散热	吸入气体加温和湿化
传导散热	用棉垫包绕四肢； 使用有加温装置（循环温水）的手术床； 输液、输血前加温
对流散热	覆盖儿童患者； 保持室温 24℃～26℃
辐射散热	覆盖手术区； 升高室温； 使用红外线辐射加温手术床
手术野散热	用温湿纱布覆盖胸腹内脏器； 温生理盐水胸腹腔内灌洗

第五章　世界卫生组织国际应急医疗队（第三类）妇产儿科技术标准解读与建设经验

第一节　紧急产科救治标准解读与建设经验

一、紧急产科救治标准解读

世界卫生组织国际应急医疗队在紧急产科救治方面的标准见表5－1－1。

表5－1－1　世界卫生组织国际应急医疗队在紧急产科救治方面的标准

标准项目	第一类队伍	第二类队伍	第三类队伍
紧急产科	基本紧急产科救治	综合性紧急产科救治	综合性紧急产科救治加重症监护

第一类队伍提供基本紧急产科救治：根据健康资源可用性映射系统、最低初始服务包和领域分类的定义，第一类队伍必须能够进行安全的由助产士协助的不复杂分娩，以及处理多胎生产、臀位分娩、感染、出血、子痫和外阴侧切后的并发症，并且应该有辅助阴道分娩和新生儿复苏的设备。

第二类队伍提供综合性紧急产科救治：根据健康资源可用性映射系统、最低初始服务包和领域分类的定义，在基本紧急产科救治基础上增加剖宫产管理、并发症管理和安全输血。第二类队伍必须能够进行扩张宫颈术和对妊娠滞留物行刮宫术。

第三类队伍提供综合性紧急产科救治和重症监护：第三类队伍应确保可以提供综合性紧急产科医疗服务，并为有需要的患者进行重症监护治疗。

二、紧急产科救治标准建设经验

国际应急医疗队可通过遵守以下标准操作流程来达到紧急产科救治标准。

（一）正常分娩接生标准操作流程

1. 目的。

应急救援过程中对妊娠 24 周以后发生难免早产或者临产的孕妇完成产程观察，在产程中加强母婴监护，及时救治新生儿，防范分娩过程中严重并发症的发生。

2. 背景。

应急救援过程中对妊娠 24 周以后发生难免早产或者临产的孕妇进行产程观察及管理，完成接生，及时救治新生儿。

3. 任务描述。

1）复习孕妇相关产检资料，核对孕周，评估胎儿体重，评估高危因素，询问孕妇是否有不良孕产史，既往是否有严重产道撕伤史、手术史等。

2）评估阴道分娩条件。

3）产程中加强孕妇及胎儿监护。

4）建议新生儿科医生陪产。

5）备齐药品及用物，准备产包，准备产妇及新生儿抢救用物。

6）待初产妇胎头拨露 1～2cm、经产妇宫口开大 3～4cm 时上台接生。孕妇取膀胱截石位，用温水及肥皂水进行会阴冲洗，碘伏消毒会阴。

7）接生者外科洗手，穿手术衣，戴无菌手套。

8）铺产台：

（1）在孕妇臀下垫治疗巾。

（2）在孕妇两侧大腿各铺治疗巾一张，腹部铺治疗巾一张，会阴部铺治疗巾一张，遮住肛门，以免污染。清点手术用品及纱布。

9）右手用无菌治疗巾保护会阴，左手协助胎头做好分娩机转，指导孕妇配合，控制出头速度，缓慢娩出胎头，防止产道损伤。

10）先后协助娩出胎儿的前肩及后肩，注意保护会阴。羊水流净后铺会阴垫，以便收集血液，估计阴道出血情况。

11）新生儿处理：对新生儿进行快速评估及复苏，消毒，结扎脐带，注意保暖。再次核对母亲姓名、新生儿性别，系新生儿腕带，行母婴皮肤早接触、早吸吮，填写新生儿记录单。

12）评估有无胎盘剥离征象，待胎盘剥离后娩出胎盘，边牵引边顺时针旋转协助娩出胎盘。检查胎盘、胎膜完整性，同时评估宫缩及阴道出血情况，并及时处理。

13）检查软产道：

（1）使用环钳协助检查宫颈有无裂伤。

（2）由健侧向患侧、由外向内依次检查患者软产道，如有裂伤应行修补缝合，同时再次评估产妇宫缩及阴道出血情况。缝合完毕，常规行直肠指检，检查直肠黏膜的完整性及有无缝线暴露（若有，应及时拆除），并感觉肛门括约肌的收缩力及有无血肿形成。

14）测量胎盘大小、脐带长度，胎盘称重。再次清点用品及纱布，清理产台。再次估计产时阴道出血量。

15）完成分娩记录。

（二）紧急剖宫产标准操作流程

1. 目的。

应急救援过程中对需要行剖宫产的孕妇完成病情评估、医患沟通，并实施紧急剖宫产，做好产妇及新生儿急救，防止发生严重并发症。

2. 背景。

应急救援过程中对需要行剖宫产的孕妇完成病情评估、医患沟通，并实施紧急剖宫产，做好产妇及新生儿急救，防止发生严重并发症。

3. 任务描述。

紧急剖宫产的要点在于迅速、安全、多科协作。目的在于保障母亲和新生儿安全，确保在决定手术后尽快娩出胎儿。

1）由专科医生充分评估患者病情，启动紧急剖宫产应急流程，立即通知相关人员参与抢救。集中人员，分工协作。

2）立即签署手术知情同意书，行术前准备，立即通知手术室、麻醉科、血库及新生儿科医生等做好抢救准备并快速到位。

3）术前准备。

（1）安置持续心电监护，建立静脉通道，给予持续吸氧，同时立即转运患者至手术室。

（2）主刀医生及助手立即入手术室。主刀医生主持抢救。

（3）手术室护士立即准备抢救药品及手术用物，准备新生儿转运车、辐射台，备好新生儿抢救用物。

（4）麻醉医生备好麻醉用品并检查麻醉机，评估并与患者及其家属沟通麻醉方式。

（5）新生儿科医生到场参与抢救，并检查抢救用品。

4）患者入手术室后立即安置心电监护，给予吸氧，安置留置尿管，同时立即行麻醉、消毒、铺巾，开始手术娩出胎儿。

5）新生儿断脐后交台下处理。对新生儿进行快速评估及新生儿窒息复苏。

6）完善手术及抢救记录。

第二节　急诊儿科救治标准解读与建设经验

一、急诊儿科救治标准解读

世界卫生组织国际应急医疗队在急诊儿科救治方面的标准见表5-2-1。

表5-2-1　世界卫生组织国际应急医疗队在急诊儿科救治方面的标准

标准项目	第一类队伍	第二类队伍	第三类队伍
急诊儿科	儿科创伤和常见病的门诊救治	儿科创伤和常见病的住院救治	儿科创伤和常见病的住院救治和重症监护

中低收入国家有大量的儿童，国际应急医疗队必须能够治疗儿童患者，包括受突发灾难创伤影响的儿童，以及患有5种较严重疾病，即肺炎、疟疾、腹泻、麻疹和营养不良的儿童。

第一类队伍必须能够提供针对该地区流行的损伤和疾病的基本门诊儿科医疗和护理。卫生专业人员应该有处理儿科常见疾病的经验，但不需要是儿科医生。第一类队伍应对中低收入国家儿童主要的健康问题，包括呼吸道感染、腹泻和潜在的疟疾提供医疗救护。第一类队伍应该能够通过使用中上臂围（MUAC）测试或类似措施来对儿童营养不良进行大规模筛查，并对中度或重度营养不良儿童患者进行管理或适当转诊。

第二类队伍必须能够在提供第一类队伍的所有服务的基础上具备收容儿科患者的能力。第二类队伍必须具有处理手术和非手术儿童患者所需的经验和设备。

第三类队伍应能够提供第一、二类队伍的所有服务，此外，还能够在必要时处理危重症儿童患者。第三类队伍应配备儿科医生，并发挥其作为儿科复杂患者转诊中心的作用。

二、急诊儿科救治标准建设经验

国际应急医疗队可通过遵守以下标准操作流程来达到急诊儿科救治标准。

（一）儿童急性呼吸道疾病救治标准操作流程

1．目的。

建立儿童急性呼吸道疾病患者应急治疗标准操作流程，为国际应急医疗队收治的儿童急性呼吸道疾病患者提供安全、及时、有效和合理的治疗，保证儿童患者的生命安全，使紧急医学救治符合人道主义、医学伦理及儿童急性呼吸道疾病专业治疗的要求。

2．背景。

在执行救援任务时，应急医疗队可能会接诊急性呼吸道疾病儿童患者，常见症状有发热、流涕、鼻塞、咳嗽、咳痰、气促、喘息、呼吸困难等。儿童急性呼吸道疾病种类较多，包括上下呼吸道急性感染性疾病、呼吸道变态反应性疾病、胸膜疾病、呼吸道异物、呼吸系统先天性畸形及肺部肿瘤等。最常见的是急性呼吸道感染。许多传染性疾病如麻疹、流行性脑脊髓膜炎、猩红热等，常常又以呼吸道症状起病，容易漏诊、误诊。标准化此类患者的诊治流程，以期降低病死率，提高救援质量。

3．任务描述。

1）接收儿童患者：儿童患者可由门诊、分诊室、复苏室、ICU、手术室等送入，或者是由转诊送入。

（1）立即为儿童患者佩戴标识腕带，对患者进行生命体征测量。

（2）向转送儿童患者的人员了解前期的病情、急救检查及治疗情况，接收患者。

2）紧急评估：评估有无危及生命的情况。如有危及生命的情况，立即解除。如无呼吸、无脉搏、无反应，立即行心肺复苏（CPR）。

ABC 三角评估法可初步判断生命体征是否稳定，如果不稳定，应立即处理，接着进行 ABCDE 初级评估。

（1）ABC 三角评估法（要求 10 秒内完成）（表 5-2-2）。

A（Appearance）——外观：神志如何？能安抚吗？说话声音如何？肌张力如何？

B（Work of Breathing）——呼吸做功：有无气道梗阻？有气道分泌物者，清理呼吸道；气管异物者，用海姆立克法清除异物。有无呼吸异常？如有异常的呼吸音、强迫体位、三凹征阳性、呼吸增快/减弱/节律不规则、反常呼吸等，予以氧疗，必要时行气管插管/气管切开等。

C（Circulation to Skin）——皮肤的循环：皮肤的颜色、温度、血管再充盈时间等。反映循环差时应开放静脉通道或骨髓通道，同时予以心电监护。

表 5－2－2　ABC 三角评估法

项目	具体内容
外观	肌张力：运动有力、柔软、倦怠、弛缓； 互动：警觉、注意周围、没有兴趣、无动于衷； 安抚：是否接受安抚； 眼神：注视他人动作，无反应； 说话/哭声：强、弱、嘶哑
呼吸做功	呼吸音：喘气、鼾声、喘鸣音、哮鸣音； 呼吸体位； 呼吸频率； 呼吸力度； 可见的胸式呼吸/腹式呼吸
皮肤的循环	皮肤颜色； 毛细血管再充盈时间

（2）ABCDE 初级评估法（要求 30 秒内完成）（表 5－2－3）。

表 5－2－3　ABCDE 初级评估法

项目	具体内容
气道（Airway）	检查气道是否开放，口腔是否有异物。清除脏物或阻塞物，开放气道。评估呼吸音（鼾声、喉中痰响或喘鸣）。如氧合困难，可考虑气管插管
呼吸（Breathing）	呼吸频率、呼吸力度、潮气量、气道和肺的呼吸音、经皮测血氧饱和度
循环（Circulation）	皮肤颜色（是否有花斑或苍白）、心率、血压、脉搏强度（中心/周围）、毛细血管再充盈时间、组织灌注
精神状态（Disability）	AVPU 儿科反应评分，改良 Glasgow 昏迷评分，瞳孔对光反射
暴露/环境（Exposure）	创伤、烧伤、儿童虐待、中毒、异物吸入等

（3）改良的 Glasgow 昏迷评分表（表 5－2－4）。

表 5－2－4　改良的 Glasgow 昏迷评分表

功能测定	＞1 岁	≤1 岁	标准分（分）
睁眼	自发	自发	4
	语言刺激时	声音刺激时	3
	疼痛刺激时	疼痛刺激时	2
	刺激后无反应	刺激后无反应	1

续表

功能测定	>1 岁		≤1 岁	标准分（分）
最佳运动反应	服从命令动作		自发	6
	因局部疼痛而动		因局部疼痛而动	5
	因痛而屈曲回缩		因痛而屈曲回缩	4
	因疼痛而出现屈曲反应（似去皮层强直）		因疼痛而出现屈曲反应（似去皮层强直）	3
	因疼痛而出现伸展反应（似去大脑强直）		因疼痛而出现伸展反应（似去大脑强直）	2
	无运动反应		无运动反应	1
最佳语言反应	>5 岁	2～5 岁	0～24 月	标准分（分）
	能定向说话	适当的单词、短语	微笑，发声	5
	不能定向	词语不当	哭闹，可安慰	4
	语言不当	持续哭闹，尖叫	持续哭闹，尖叫	3
	语言难以理解	呻吟	呻吟，不安	2
	无反应	无反应	无反应	1

注：满分 15 分，清醒；8 分以下提示昏迷，3～8 分提示重度脑损伤，分值越低提示意识障碍越严重；9～12 分提示中度脑损伤。

3）在医疗资源有限的条件下，评估是否存在不适宜进行复苏治疗的情况。

（1）脑死亡者。

（2）双瞳孔散大固定、深昏迷、呼吸循环衰竭、复苏不可能者。

（3）其他特殊情况。在儿童患者病情评估为不适宜进行复苏治疗的情况下，临床负责人要进行团队内讨论，一致同意不进行复苏治疗后终止治疗，记录终止治疗的时间和死亡时间。以符合当地法律和风俗习惯的方式进行尸体处理。当有队员对终止治疗有异议时，需启动伦理标准操作程序。

4）若无危及生命的情况，须进行病史采集：儿童患者的起病缓急、病程长短，有无呼吸道疾病、传染性疾病接触史，有无加重诱因，有无发热（热型如何，有无规律性，有无使用退热药品）、咳嗽（干咳或有痰）、气促、喘鸣、精神食欲减退等，有无其他伴随症状，有无异物、毒物吸入，有无基础疾病，以及预防接种史、过敏史及家族史等。

5）体格检查：呼吸频率、呼吸节律、呼吸做功，有无三凹征，三凹征是常，听诊有无干/湿啰音或异常呼吸音等。其他：心血管系统、神经系统、消化系统等相关检查。

6）辅助检查：一般情况良好、可以门诊治疗者，无须常规做胸部X线检查。重症、需住院儿童患者，须检查血常规、尿常规、便常规、C反应蛋白、降钙素原、血气分析、生化电解质、痰涂片及培养，必要时进行血培养，尽量完善病原学检查（呼吸道合胞病毒、腺病毒、流感病毒、支原体、衣原体）等。初始抗菌治疗失败、病情加重者及时做胸部X线检查，必要时行胸部CT检查（临床高度怀疑肺炎而普通胸部X线片未能显示肺炎征象，X线片难以明确炎症部位或范围，需了解有无纵隔病变，胸部X线片显示大叶性肺炎或肺不张，怀疑间质性肺炎，鉴别诊断）。

7）病情评估：早期识别重症儿童患者。

（1）重症肺炎：一般情况差、有拒食或脱水征、意识障碍、呼吸明显增快（婴儿呼吸频率>70次/分，年长儿>50次/分）、呼吸困难、多个肺叶受累或≥2/3肺受浸润、胸腔积液、血氧饱和度≤92%、肺外并发症，存在以上任意一项者即可诊断为重症肺炎，应及时入院。若伴有基础疾病，如先天性心脏病、先天性支气管肺发育不良、呼吸道畸形、重度贫血、重度营养不良，也应入院。注意排除麻疹、结核等传染病。

（2）急性感染性喉炎、喉梗阻Ⅲ度以上：存在发热、犬吠样咳嗽、声嘶、吸气性喉鸣、三凹征者，可诊断急性喉炎，严重时还可有发绀、烦躁、面色苍白、心率快。喉梗阻Ⅲ度以上者必须及时行气管插管或气管切开。

（3）哮喘急性发作：既往有哮喘病史，多在感染等诱因下出现哮喘急性发作，有喘息、咳嗽、胸闷、气紧等症状，应进行严重度评估，重度以上立即抢救。

（4）遇到气管异物或支气管异物者，转送至其他有收治条件的医疗机构治疗。

8）治疗原则：综合治疗，改善通气，控制炎症，对症支持治疗，防治合并症和并发症。普通轻症肺炎、急性上呼吸道感染、急性感染性喉炎、急性支气管炎、轻症毛细支气管炎、轻度支气管哮喘急性发作等患者可以门诊治疗。重症者需入院，医务人员予以心电监护，向家属交代病情，做好医患沟通，及时完成病历书写。

（1）急性上呼吸道感染：一般有自限性，多休息、多饮水即可。若为流感病毒导致可用奥司他韦；继发细菌感染者，可用青霉素类、头孢类或大环内酯类抗生素；高热者可用对乙酰氨基酚或布洛芬；发生热性惊厥者可用镇静药及解痉药。

（2）急性感染性喉炎：保持气道通畅，必要时给予吸氧、抗病毒或细菌治疗，可使用糖皮质激素，对烦躁者可给予镇静药。喉梗阻Ⅲ度以上者必须及时行气管插管或气管切开。

（3）急性支气管炎：一般治疗同急性上呼吸道感染。病原体多为病毒，一般不使用抗生素。怀疑有细菌感染者则可用青霉素类抗生素，如系支原体感染，则应使用大环内酯类抗生素。也可对症使用药物治疗：咳嗽有痰者，可使用盐酸氨溴索口服液；喘憋严重者，可短期使用糖皮质激素，如口服泼尼松3～5天；过敏者，可使用抗过敏药物，如马来酸氯苯那敏可缓解支气管炎症性分泌和支气管痉挛。

（4）轻症毛细支气管炎：给予氧疗、控制喘息、抗感染等治疗。

（5）轻度支气管哮喘：可使用支气管扩张剂（β2受体激动剂如特布他林、抗胆碱能药物如异丙托溴铵等）、糖皮质激素（泼尼松、甲泼尼龙、氢化可的松、布地奈德等），必要时给予氧疗、镇静药、机械辅助通气、抗菌药物、补液纠酸等。

（6）支气管肺炎。

①清理呼吸道，氧疗（鼻导管、面罩、头罩、持续气道正压通气、有创呼吸机等），雾化吸入，监测血氧饱和度，指导翻身拍背，促进排痰。对症处理发热。

②液体疗法：轻症者不需要常规补液。对于不能进食者，应给予80％基础代谢正常需要量的液体量，如5％～10％葡萄糖注射液与生理盐水［（4～5）：1］，以5ml/（kg·h）的速度，24小时匀速补液。中度以上脱水者，补液量推荐脱水量的1/2～2/3。

③抗感染治疗：原则是安全有效。单纯病毒性肺炎无须使用抗菌药物，混合感染应使用抗生素治疗。初始治疗时，根据儿童患者年龄、可能的病原体、病情严重程度、之前用药情况、当地细菌耐药的流行病学资料、儿童患者肝肾功能，经验性选择抗菌药物。1～3月龄儿童患者首选大环内酯类抗生素；4月龄至5岁儿童患者首选阿莫西林，可以选阿莫西林克拉维酸钾、头孢克洛、头孢地尼；大于5岁的儿童患者，首选大环内酯类抗生素等。一旦病原体明确，应针对病原体进行治疗。热退且平稳、全身症状改善、呼吸道症状部分改善后3～5天停药，对特殊病原体导致的肺炎应适当延长给药时间。

④防治并发症。肺炎合并心力衰竭：吸氧、镇静、利尿、强心、应用血管活性药物。肺炎合并缺氧中毒性脑病：脱水、改善通气、止痉、给予糖皮质激

素。胸腔积液：少量无须处理，中至大量有呼吸窘迫时予以胸腔闭式引流。脓胸或脓气胸：及时穿刺引流，脓液黏稠、抽脓不畅或张力性气胸时，行胸腔闭式引流。对佝偻病、贫血、营养不良也应给予相应积极处理。

⑤糖皮质激素：不常规应用，以下情况除外，喘憋症状明显伴呼吸道分泌物增多，中毒症状明显，合并脓毒症、休克、脑水肿，胸腔短期有大量渗出者。

⑥出院指导：指导喂养，避免交叉感染，避免小婴儿呛奶、误吸，序贯治疗。

（二）儿童腹泻救治标准操作流程

1. 目的。

判断儿童腹泻有无脱水及脱水程度、性质，判断有无电解质紊乱及酸碱失衡，及时予以补液、对症治疗，减少并发症的发生，改善预后。

2. 背景。

应急救援过程中有儿童腹泻需要进行治疗或处理。

3. 任务描述。

1）紧急评估有无危及生命的情况：有无呼吸或呼吸异常，有无脉搏或循环如何，有无气道梗阻，意识如何。如有危及生命的情况，应立即解除。无呼吸、无脉搏、无反应：心肺复苏；有气道梗阻：清理呼吸道；存在呼吸异常：行气管插管或气管切开等。

2）若无危及生命的情况，进行病史采集：儿童患者有大便次数增多和性状改变即可诊断腹泻。6 月龄至 2 岁婴幼儿发病率较高。评估儿童患者的起病情况，病程长短，有无饮食不洁等诱因，大便有无脓血，伴或不伴发热（热型如何）、恶心、呕吐（呕吐的内容、次数、是否为喷射性）、腹痛（性质、部位、程度）、里急后重、精神食欲减退，以及眼泪和小便量如何，有无其他伴随症状，有无霍乱、痢疾、伤寒、结核等传染病接触史，有无基础疾病、食物不耐受、过敏史及家族史等。根据发病原因，腹泻可分为感染性腹泻和非感染性腹泻；根据病程长短可分为急性腹泻（2 周以内）、迁延性腹泻（2 周至 2 个月）、慢性腹泻（大于 2 个月）。

3）体格检查：检查神志、前囟、口唇、皮肤（包括弹性、颜色、温度）、呼吸、心率、毛细血管再充盈时间、血压等，以及有无脱水征，腹部平软或膨隆，有无包块、肠鸣音。

4）辅助检查：检查大便常规，尽量完善病原学检查，对怀疑细菌感染者做大便培养，怀疑病毒感染者做轮状病毒、诺如病毒抗原检查等。对脱水者完善血常规、尿常规、C反应蛋白、降钙素原、血气分析、生化电解质检查，必要时进行血培养。对迁延性或慢性腹泻者可完善消化道造影、肠镜、胃镜、过敏原、免疫学、内分泌检查。

5）病情评估：轻型腹泻多由饮食因素及肠外感染引起，无脱水及全身中毒症状，多在数日内痊愈。重型腹泻多由肠内感染引起，多有不同程度脱水（表5-2-5）。轻度为3%～5%体重减少或相当于30～50ml/kg的体液减少；中度为5%～10%体重减少或相当于50～100ml/kg的体液减少；重度为10%以上体重减少或相当于100～120ml/kg的体液减少。以等渗性和低渗性脱水多见，常有代谢性酸中毒、低钾血症，可有低钙血症、低镁血症等。一般情况差、拒食、中至重度脱水征、意识障碍、呼吸及心率明显增快、毛细血管再充盈时间延长者，应及时入院。若伴有基础疾病如重度营养不良，脱水程度时可能会被高估。

表5-2-5　脱水的症状和体征

症状和体征	轻度	中度	重度
神志	正常	轻度烦躁	烦躁或嗜睡、昏迷
心率	正常	增快	增快
脉搏	可触及	可触及或减弱	明显减弱
血压	正常	直立性低血压	低血压
皮肤灌注	正常	正常	减少，有花斑
皮肤弹性	正常	轻度降低	降低
前囟	正常	轻度凹陷	凹陷
口唇黏膜	湿润	干燥	非常干燥
哭时眼泪	有	有或无	无
呼吸	正常	深，也可快	深和快
尿量	正常	少尿	无尿

6）治疗原则：综合治疗，调整饮食，预防和纠正脱水，合理用药，加强护理，预防并发症。轻型腹泻者可以于门诊治疗，重症者需住院或入儿科重科监护病房，医务人员予以心电监护，向家属交代病情，做好医患沟通，及时完成病例书写。感染性腹泻者需隔离。

7）饮食疗法：继续进食，呕吐严重者可禁食4～6小时（不禁水），怀疑乳糖不耐受者，采用不含乳糖代乳品或去乳糖配方奶粉。

8）纠正脱水：轻或中度脱水无严重呕吐者，于门诊予以口服补液盐，轻度 50ml/kg，中度 100ml/kg，4 小时用完，继续补充量根据液体继续丢失量而定，一般每次大便后补充 10ml/kg。中度以上脱水者，补脱水推荐量 1/2～2/3。液体疗法适用于中、重度脱水或轻度脱水但不能口服者。累积损失量根据脱水性质和程度补充。对伴有循环不良和休克的重度脱水儿童患者，应立即给予 20ml/kg 2∶1 等张含钠液或生理盐水，于 0.5～1.0 小时内快速扩容。在 8～12 小时内补充累积损失量，轻度脱水者 30～50ml/kg，中度脱水者 50～100ml/kg，重度脱水者 100～120ml/kg。等渗脱水补 1/2～2/3 等张含钠液，低渗补 2/3 等张含钠液，高渗补 1/5～1/3 等张含钠液，若判断脱水性质有困难，按等渗脱水处理。补液宜先快后慢，先浓后淡，先盐后糖。接着 12～16 小时补充急性损失和生理需要量，用 1/3～1/2 等张含钠液。

9）纠正电解质紊乱：有尿后及时补钾。高钠血症者 24 小时内血钠下降小于 10mmol/L，惊厥、手足抽搐者，每次予以 10%葡萄糖酸钙溶液 1～2ml/kg，最多不超过 10ml，用等量的葡萄糖溶液稀释，缓慢静脉推注。若补钙后手足抽搐仍不好转，考虑低镁血症，可进行血镁测定，每次予以 25%硫酸镁溶液 0.1～0.2ml/kg，深部肌肉注射，2～3 次/日，用至症状消失。

10）药物治疗。

（1）控制感染：对水样便（多为病毒和非侵袭性细菌感染引起）者，一般不用抗生素，如伴有明显中毒症状不能用脱水解释者，尤其重症儿童患者、新生儿、小婴儿、免疫力低下儿童患者，应选用抗生素。

对黏液血便者，应经验性使用抗生素，再根据大便培养及药敏试验结果进行调整。

（2）肠道微生态疗法：益生菌。

（3）肠道黏膜保护剂：蒙脱石散。

（4）抗分泌治疗：消旋卡多曲。

应避免使用止泻剂，同时注意补锌，急性腹泻补元素锌 10mg（<6 月龄）至 20mg（>6 月龄），连用 10～14 天。

11）迁延性及慢性腹泻的治疗：查找病因，调整饮食，避免过敏食物，可采用游离氨基酸或水解蛋白配方饮食。必要时使用药物治疗及补充微量元素，如锌、铁、烟酸、维生素 A、维生素 B_{12}、维生素 B_1、维生素 C 等。

12）预防与教育：指导喂养，合理添加辅食，生理性腹泻者避免不当使用药物，养成良好的卫生习惯，防止感染性腹泻导致交叉感染，避免长期使用抗生素，及时接种疫苗。

（三）儿童疟疾救治标准操作流程

1. 目的。

快速处理疟疾儿童患者，早期识别重症儿童患者，降低死亡率。

2. 背景。

应急救援过程中有疟疾儿童患者需要快速诊治及隔离。

3. 任务描述。

1）诊断：流行地区所有发热患者均需警惕。外周血厚涂片镜检仍作为标准诊断依据，且可用于病原学分类及病情评估。

2）虫媒隔离。

3）评估病情：识别凶险型疟疾。

（1）意识障碍：Glasgow 评分<11 分或儿童 Blantyre 昏迷评分<3 分。

（2）虚脱：虚弱，表现为不能独坐、站立或行走。

（3）多次惊厥发作：24 小时内超过 2 次。

（4）酸中毒：碱缺失>8mmol/L、血浆 HCO_3^-<15mmol/L 或静脉血乳酸≥5mmol/L。严重的酸中毒临床主要表现为呼吸窘迫（深大呼吸及呼吸困难）。

（5）低血糖：血糖<2.2mmol/L。

（6）严重疟疾贫血：12 岁以下儿童血红蛋白（Hb）<50g/L 或 HCT≤15%，成人Hb<70g/L或 HCT≤20%，且疟原虫计数>10000/μL。

（7）肾功能损害：血肌酐（Scr）>265μmol/L（3mg/dL）或血尿素氮（BUN）>20mmol/L。

（8）黄疸：血胆红素>50μmol/L（3mg/dL），且疟原虫计数>10000/μL。

（9）肺水肿：影像学证实或未吸氧下 SpO_2<92%，伴呼吸频率>30 次/分，三凹征阳性及肺部啰音。

（10）明显的出血表现：反复或者持续的鼻出血、消化道出血、穿刺部位出血或血肿、黑便。

（11）休克：代偿性休克定义为毛细血管再充盈时间≥3 秒或大腿中部到远端肢体存在温度差，但血压正常。失代偿性休克定义为儿童收缩压<70mmHg，伴灌注不足的表现（肢体发凉或毛细血管再充盈时间延长）。

（12）虫血症：血涂片寄生虫>10%。

（13）间日疟或三日疟导致的凶险型疟疾：疟原虫计数>10000/μL 或计数>2000/μL伴黄疸。

4）抗疟原虫治疗。

（1）单纯性疟疾：

①恶性疟。青蒿琥酯+本芴醇/阿莫地喹/甲氟喹/磺胺嘧啶；双氢青蒿素+哌喹。

②间日疟/卵形疟/三日疟。氯喹不耐药地区：青蒿素复方制剂（同恶性疟）或氯喹；氯喹耐药地区：青蒿素复方制剂（同恶性疟）。

（2）凶险型疟疾：青蒿琥酯 2.4mg/（kg·d）［体重＜20kg 者，3mg/（kg·d）］静脉注射或肌肉注射，至少一次，可口服者 24 小时后改为口服，完成持续 3 天的青蒿素复方制剂治疗。

5）对症支持治疗。

（四）儿童营养不良治疗方案

1. 目的。

国际应急救援队在救灾过程中，针对儿童营养不良问题进行处理。

2. 背景。

营养不良是由热量和（或）蛋白质摄入不足而导致的慢性营养缺乏症，一般儿童患者体重低于同龄孩子平均值的 80%（或均值减 2 个标准差）即为营养不良。营养不良主要表现为体重不增、体重下降、渐进性消瘦或水肿、皮下脂肪减少或消失，除此以外，还有淡漠、反应差、食欲不振、贫血、维生素缺乏、腹泻等表现。小儿营养不良高发于三岁以下儿童，发达地区发病率约为 2%，欠发达地区发病率约为 10%。喂养不当、消化吸收不良和疾病因素是引起小儿营养不良的主要原因。治疗小儿营养不良首先要纠正喂养方式，其次需积极治疗原发病。大部分小儿营养不良经过治疗，预后都较好。突发灾难后很多国家的儿童缺少营养供应，救援队需要携带相关营养供应物品以解决营养不良的问题。

3. 任务描述。

1）确定患者年龄。

2）对于 1 岁以下儿童采用以下方案。

商品名：雀巢蔼儿舒（Nestle Alfare）。

用量：80kcal/(kg·d)。

使用方法：每勺兑 30ml 温水。

14 天平均需要量：6.5 罐/人。

3）对于 1~10 岁儿童采用以下方案。

商品名：雀巢小百肽（Nestle Peptamen Junior）。

用量：1300kcal/d。

使用方法：每勺兑 30ml 温水。

14 天平均需要量：10 罐/人。

4）对于 10 岁以上儿童或无消化疾病的成人采用以下方案。

商品名：雀巢佳膳优选（Nestle Nutren Optimum）。

用量：1500～1800kcal/d。

使用方法：每勺兑 30ml 温水。

14 天平均需要量：14 罐/人。

（五）儿童重症救治与护理规范

1. 目的。

对儿科重症患者进行及时有效的救治，保障生命安全。

2. 背景。

儿童患者由于其自身年龄特点，机体功能较弱，免疫系统尚未发育成熟，对病菌的免疫力较弱，尤其是儿科危重症患者的病情往往较为危重，多伴随多个器官功能障碍，治疗过程中稍有不慎就可能引发严重后果。因此，急救护理过程中，应对患者的病情和器官功能进行全面的评估，及时处理外伤，保证内环境稳定，对护理过程中存在的风险因素进行预见性护理，有效规避护理风险，提高危重症患者的救治效果与预后。

3. 任务描述。

1）入院评估。

（1）评估生命体征。

（2）评估呼吸。

（3）评估循环。

（4）评估神经体征。

（5）评估腹部体征。

（6）评估营养。

（7）评估血糖。

（8）评估疼痛情况。

（9）评估患者心理和自理能力。

（10）辅助检查。

（11）评估压疮、跌倒/坠床风险。

（12）评估管道和非计划拔管风险。

2）病情观察。迅速、及时、准确地进行病情评估，密切观察患者病情变化，为抢救患者的生命赢得宝贵的时间。应着重观察患者的神志、意识、表情、瞳孔、皮肤、肢端循环（温度、颜色、毛细血管充盈度）、呼吸（频率、节律）、小便（颜色、性质、量），以判断呼吸、循环情况，及时发现呼吸衰竭、循环衰竭的发生。

3）护理目标。

（1）患者呼吸道通畅，气体交换正常。

（2）患者体液维持平衡，生命体征平稳。

（3）患者心排血量维持正常。

（4）患者的组织灌注得到改善。

（5）患者的体温维持在正常范围。

（6）患者的血糖维持在正常范围。

（7）患者的内环境稳定，无电解质和酸碱平衡紊乱。

（8）患者的营养状况得到改善。

（9）患者的疼痛得到减轻。

（10）患者未发生意外损伤。

4）护理诊断。

（1）低效型呼吸状态：与肺泡通气不足、通气/血流比值失调有关。

（2）清理呼吸道无效：与人工气道的建立、不能自行排出分泌物或咳痰能力降低有关。

（3）窒息的危险：与舌后坠、呼吸道黏膜水肿、分泌物堵塞气道有关。

（4）体液不足：与创伤、失血、失液有关。

（5）心排血量减少：与心肌缺氧和损害有关。

（6）组织灌流量改变：与大量失血、失液引起循环血量不足有关。

（7）体液失调的危险：与患者水、电解质平衡能力差有关。

（8）体温异常：与感染、体温调节中枢功能发育不完善有关。

（9）营养失调：与摄入不足、消耗增加、吸收功能差有关。

（10）有感染的危险：与免疫力不足/下降、侵入性治疗有关。

（11）有受伤的危险：与自理能力低下、危险意识不足、自我保护能力不足有关。

5）护理措施。

（1）合理体位：休克患者头和脚抬高约30°，以增加回心血量和减轻呼吸负担；呼吸衰竭、循环衰竭患者保持半卧位，以利于呼吸和引流；呕吐患者头偏向一侧，以防止误吸。

（2）补充血容量，恢复有效循环：迅速建立1～2条静脉通道，保持静脉扩容，合理安排输液顺序，必要时行中心静脉置管，监测中心静脉压。补液一般先快后慢，先浓后淡，先盐后糖，见尿补钾。扩容过程中应监测电解质变化。

（3）增加心排血量，改善组织灌注：合理使用血管活性药物，维持适当的血压和中心静脉压，改善肢端循环。应用血管活性药物时，应尽量从中心静脉通道持续泵入，密切观察血压、尿量的变化，并观察局部皮肤，严防药物外渗导致皮肤坏死。

（4）保持呼吸道通畅：及时清理患者口中的异物及分泌物，给予鼻导管或面罩吸氧，必要时建立人工气道，适时吸痰。根据血气分析监测结果确定呼吸支持方式，并合理设置和调整参数。

（5）合理喂养：根据患者疾病进展给予肠外或肠内营养，对新生儿和婴幼儿患者注意乳品的浓度、温度，以及防止污染。

（6）监测体温：高热患者采用头部冷敷、酒精擦浴、温水擦浴等物理降温方法，高热持续不降者可采用降温毯进行亚低温治疗。发热伴寒战、四肢发冷者可采用四肢保暖以改善外周循环。药物或物理降温后注意复测体温。条件允许的情况下可将新生儿置于暖箱或辐射台进行保暖。

（7）减轻疼痛：根据患者年龄进行合理的疼痛评分，给予非甾体抗炎药镇痛，疼痛强烈的外伤患者可采用多种药物联合镇痛。

（8）预防并发症。

第六章　世界卫生组织国际应急医疗队（第三类）传染性疾病、慢性非传染性疾病救治及康复救治技术标准解读与建设经验

第一节　传染性疾病救治技术标准解读与建设经验

一、传染性疾病救治技术标准解读

世界卫生组织国际应急医疗队在传染性疾病救治技术方面的标准见表6-1-1。

表6-1-1　世界卫生组织国际应急医疗队在传染性疾病救治技术方面的标准

标准项目	第一类队伍	第二类队伍	第三类队伍
传染性疾病救治技术	门诊治疗	住院治疗	重症监护和专科转诊

一些突发灾难可能与直接受伤、流离失所的人群的传染病发病率增加无关，在常规背景下，良好的公共卫生措施可能足以控制传染病发病率。然而，低收入和中等收入国家在突发灾难发生前就可能有较高的地方性传染病发病率，任何部署到这些区域的国际应急医疗队必须具有相关的知识和能力去应对这些疾病。所有类型的国际应急医疗队应尽力为良好的公共卫生实践做出贡献。

第一类队伍需能使用世界卫生组织标准临床诊断途径，特别是灾害特异性疾病早期预警系统或临床监测工具，提供传染病的基本门诊医疗，应当根据世界卫生组织推荐指南和世界卫生组织基本药物清单提供针对疑似病因的治疗。

第二类队伍应具有收容和照料需要住院的传染病患者的能力。但必须认识到这可能不是其在发生突发灾难后的关注点，尤其是手术病例占用了所有床

位时。

第三类队伍应有能力收容和照顾复杂的传染病患者，以及重症监护患者。如果资源允许，第三类队伍可以作为第二类队伍对于这类患者的转诊中心。

二、传染性疾病救治技术标准建设经验

国际应急医疗队可通过遵守以下标准操作流程来达到传染性疾病救治技术标准。

（一）肺结核的紧急处理规范

1. 目的。

有针对性地采取措施有助于对患者及时进行治疗以及有利于医务人员进行自我防护。

2. 背景。

国际应急医疗队可能会接触肺结核患者，有针对性地采取措施有助于对患者及时进行治疗以及有利于医务人员进行自我防护。

3. 任务描述。

1）接诊医生采取针对肺结核的标准防护措施。

2）根据临床症状及病史等初步判断是否有肺结核。

3）如果疑似肺结核，立即给患者佩戴口罩，转移至隔离帐篷。所有的患者医疗文件进行传染病（疑似）标识。

4）立即采集痰液送检（检测抗酸杆菌）并进行胸部影像学检查，以判断是否为开放肺结核。

5）将痰菌阳性患者收入隔离病房进行救治，并通知疾病预防控制中心进行流行病学调查；对痰菌阴性患者则进行其他相关检查，进一步确诊后给予标准治疗。

6）痰菌阳性患者所经过的帐篷需进行通风和消毒。

7）并发症处理：如伴大咯血（1 次咯血量超过 100ml，或 24 小时内咯血量超过 600ml），立即让患者取患侧卧位休息，给予心电监护、垂体后叶素治疗等。

（二）艾滋病的紧急处理规范

1. 目的。

有针对性地采取措施有助于对患者及时进行治疗以及有利于医务人员进行自我防护。

2. 背景。

国际应急医疗队可能会接触艾滋病患者，有针对性地采取措施有助于对患者及时进行治疗以及有利于医务人员进行自我防护。

3. 任务描述。

1）接诊医生采取针对艾滋病的标准防护措施。

2）根据临床症状、体征及高危行为史（吸毒史或性接触史）初步判断有无艾滋病。

3）对于疑似艾滋病的患者，若合并有呼吸系统感染症状，且不能排除肺结核可能，应先给患者佩戴口罩，若无呼吸道感染症状，则无须佩戴口罩。疑似艾滋病患者可转移至观察区单独观察，重症患者可转至急诊隔离病房隔离治疗，同时协调传染病区入院治疗。所有的患者医疗文件进行传染病（疑似）标识。

4）采集患者血样送人类免疫缺陷病毒（HIV）抗体初筛检查，初筛阴性的患者可排除诊断，初筛阳性者取血样进行 HIV－RNA 检查和 T 淋巴细胞计数检查，同时留取患者身份证信息及血样送 HIV 确证实验室。

5）需对 HIV 抗体初筛阳性患者进行流行病学调查，并在规定时限内进行传染病疫情网络直报，HIV 确证实验室结果返回后需再次进行网络直报。

6）对艾滋病患者采取标准防护＋接触隔离的标准措施进行医疗救治。

7）并发症的处理：若有持续高热，立即采取物理降温、补液、心电监护等基本处理措施，上述措施无效时给予药物降温，对不明原因发热者可通过绿色通道收治入院。

（三）成人疟疾的紧急处理规范

1. 目的。

有针对性地采取措施有助于对患者及时进行治疗以及有利于医务人员进行自我防护。

2. 背景。

国际应急医疗队可能会接触疟疾患者，有针对性地采取措施有助于对患者及时进行治疗以及有利于医务人员进行自我防护。

3. 任务描述。

1）接诊医务人员采取针对疟疾的标准防护措施和虫媒隔离措施。

2）根据临床症状（有无寒战、高热、贫血）、体征（有无肝脾大）及病史（有无流行区居住史及蚊虫叮咬史）初步判断有无疟疾。

3）对疑似疟疾的患者，应引导至感染门诊就诊。门诊及观察室内应有纱窗、纱门、蚊帐或其他防蚊设施。疑似患者可转移至观察区单独观察，重症患者可转至急诊隔离病房隔离治疗，同时协调传染病区入院治疗。所有的患者医疗文件进行传染病（疑似）标识。

4）采集患者血样送疟原虫涂片检查，同时采集血样送疟原虫抗原检查，对于仍不能明确诊断的患者可采集骨髓样本送疟原虫涂片检查以提高阳性检出率。血样检查结果为阴性者可排除诊断，血样检查结果为阳性者应采集血样进行血常规及腹部B超检查。

5）对确诊患者需进行流行病学调查，在规定时限内进行传染病疫情网络直报，并至疾病预防控制中心领取抗疟疾药物。

6）重症患者（如脑型疟疾）需经绿色通道直接入院单间治疗。

7）并发症的处理：若有持续高热，立即采取物理降温、补液、心电监护等基本处理措施，上述措施无效时给予药物降温，对有头痛、意识障碍等症状，怀疑有脑型疟疾或恶性疟疾的患者，通过绿色通道收治入院救治。

（四）登革热的紧急处理规范

1. 目的。

有针对性地采取措施有助于对患者及时进行治疗以及有利于医务人员进行自我防护。

2. 背景。

国际应急医疗队可能会接触登革热患者，有针对性地采取措施有助于对患者及时进行治疗以及有利于医务人员进行自我防护。

3. 任务描述。

1）接诊医务人员采取针对登革热的标准防护措施和虫媒隔离措施。

2）根据临床症状（有无高热、头痛、肌肉关节痛）、体征（有无出血倾向及淋巴结肿大）及病史（有无流行区居住史及蚊虫叮咬史）初步判断有无登革热。

3）对疑似登革热的患者，应引导至感染门诊就诊。门诊及观察室内应有纱窗、纱门、蚊帐或其他防蚊设施。疑似患者可转移至观察区单独观察，重症患者可转至急诊隔离病房隔离治疗，同时协调传染病区入院治疗。所有的患者医疗文件进行传染病（疑似）标识。

4）采集患者血样送血清抗体检查，对于仍不能明确诊断的患者可采集血样送登革热病毒核酸检查以提高阳性检出率。血样检查结果为阴性者可排除诊断，血样检查结果为阳性者采集血样进行血常规及凝血功能检查和腹部B超检查。

5）对确诊患者需进行流行病学调查，在规定时限内进行传染病疫情网络直报，并至疾病预防控制中心领取抗登革热药物。

6）重症患者（如合并神经精神症状者）需经绿色通道直接入院单间治疗。

7）并发症的处理：若有持续高热，立即采取物理降温、补液、心电监护等基本处理措施，上述措施无效时给予药物降温，对有神经精神症状的重症患者，通过绿色通道收治入院救治。

第二节 慢性非传染性疾病救治技术标准解读与建设经验

一、慢性非传染性疾病救治技术标准解读

世界卫生组织国际应急医疗队在慢性非传染性疾病救治技术方面的标准见表6-2-1。

表6-2-1 世界卫生组织国际应急医疗队在慢性非传染性疾病救治技术方面的标准

标准项目	第一类队伍	第二类队伍	第三类队伍
慢性非传染性疾病救治技术	基本的慢性非传染性疾病门诊救治	基本的慢性非传染性疾病住院救治	慢性非传染性疾病急性加重的重症监护

对于慢性非传染性疾病，灾难导致基本保健服务中断，常规药物和预防性药物缺乏，可能加重疾病，并增加疾病急性发作的可能性。国际应急医疗队必须能够处理疾病的基本情况和急性加重情况，以及了解当地主要疾病，如癌症、糖尿病和肾病的流行情况。由传染性疾病引起的慢性疾病（如结核病）可能不直接属于国际应急医疗队的管理范围，但任何类型的国际应急医疗队都应与当地卫生行政部门密切联系，重建正常的转诊途径，并帮助预防抗性病毒株出现或慢性感染复发。第一类队伍提供基本的慢性非传染性疾病门诊救治：必须能够处理轻微发作的慢性非传染性疾病，提供门诊、急诊医疗；第二类队伍提供基本的慢性非传染性疾病住院救治：必须能够处理需要住院治疗的紧急情况；第三类队伍提供慢性非传染性疾病急性加重的重症监护：必须能够根据受灾国的正常标准和背景对疾病的急性加重提供重症监护。

对于精神健康，相关心理健康和心理支持指南指出，在一般卫生保健中提供最低限度的健康服务应包含特殊心理和社会性的相关考量。国际应急医疗队

往往注重短期效果，而实际上有效的精神健康支持应是一个长期的过程，最好在患者的文化和语系相通的基础上给予。精神健康服务人员应与当地工作人员、当地卫生专业人员以及宗教和社会领袖合作，并认识到国际应急医疗队必须为那些被确定为需要精神健康支持的人制订过渡策略和交接流程。国际应急医疗队应该为积极的早期社会干预做出贡献，包括为当地社区提供明确的相关信息并分享决策，协助追寻失踪者，以及在家属对患者的照料、安葬仪式等方面提供帮助。国际应急医疗队的所有工作人员应接受心理急救技术培训，以便为同事和患者提供心理急救。那些在突发灾难中需要紧急医疗救治的人比未受伤的人需要精神健康支持的可能性更大，国际应急医疗队不应主要从事心理疏导工作。

二、慢性非传染性疾病救治技术标准建设经验

不同的国际应急医疗队的慢性非传染性疾病救治技术标准有所差异。下文列出了部分国际应急医疗队的相关制度规范。

（一）慢性阻塞性肺疾病急性加重的救治规范

1. 目的。

规范慢性阻塞性肺疾病急性加重救治的流程，尽快改善患者的呼吸功能。

2. 背景。

国际应急医疗队面对的患者不乏具有基础疾病者，其中慢性阻塞性肺疾病患者是比较常见的一类，其病情在应急情况下常常加重。应急救援人员应掌握标准化的救治流程，以便能在第一时间对患者进行相应处置。

3. 任务描述。

1）诊断。

（1）临床表现。慢性阻塞性肺疾病急性加重是一种急性起病的过程，患者呼吸系统症状急性加重［典型表现为呼吸困难、咳嗽、痰量增多和（或）痰液呈脓性］，可出现心动过速、呼吸急促、全身不适、失眠、嗜睡、疲乏、抑郁和精神紊乱等非特异性症状。运动耐力下降、发热和（或）X线片影像学异常可能为慢性阻塞性肺疾病症状加重的表现。

（2）实验室检查。

①常规实验室检查：血红细胞计数及HCT有助于了解有无红细胞增多症或有无出血。血白细胞计数通常对了解肺部感染情况有一定帮助。部分患者肺部感染加重时白细胞计数可增高和（或）出现中性粒细胞核左移。

②X线检查：急性加重期的患者就诊时，首先应行X线检查以鉴别是否

合并胸腔积液、气胸与肺炎。X线检查也有助于慢性阻塞性肺疾病急性加重与其他具有类似症状的疾病相鉴别，如肺水肿和胸腔积液等。

③动脉血气分析：对于需要住院治疗的患者来说，动脉血气是评价加重期疾病严重程度的重要指标。在标准大气压下，静息条件下呼吸室内空气时，并排除心内解剖分流和原发于心排血量降低等情况后，PaO_2小于60mmHg提示呼吸衰竭，并需注意可能存在的CO_2潴留及呼吸性酸中毒。

(3) 慢性阻塞性肺疾病急性加重是一种临床排除性诊断，临床和（或）实验室检查没有发现其他可以解释的特异疾病（如肺炎、充血性心力衰竭、气胸、胸腔积液、肺栓塞和心律失常等）时即可诊断。

2）治疗。

(1) 氧疗。给氧途径包括鼻导管或面罩给氧，氧疗30分钟后应复查动脉血气，以确认血氧饱和度满意，且未引起CO_2潴留和（或）呼吸性酸中毒。

(2) 支气管扩张剂。

①短效支气管扩张剂雾化溶液：单用短效吸入β2受体激动剂或联用短效抗胆碱能药物。

吸入用硫酸沙丁胺醇溶液：采用呼吸机或喷雾器给药，稀释后的溶液由患者通过适当的驱动式喷雾器吸入。

异丙托溴铵雾化吸入溶液：异丙托溴铵雾化吸入溶液可使用普通的雾化吸入器。在有给氧设施的情况下，吸入雾化液最好在氧流量6～8L/min的条件下进行雾化吸入。用量应按患者个体需要做适量调节。

吸入用复方异丙托溴铵溶液：通过合适的雾化器或间歇正压呼吸机给药，适用于成人（包括老年人）和12岁以上的青少年。

②静脉使用甲基黄嘌呤类药物（茶碱或氨茶碱）：该类药物为二线用药，适用于短效支气管扩张剂疗效不佳以及某些较为严重的慢性阻塞性肺疾病急性加重患者。

(3) 糖皮质激素。

①推荐使用泼尼松30～40mg/d，疗程10～14天。与静脉给药相比，口服用药应该作为优先的给药途径。

②临床上也可单独雾化吸入布地奈德混悬液替代口服激素治疗。单独雾化吸入布地奈德不能快速缓解气流受限，因此雾化吸入布地奈德不宜单独用于治疗慢性阻塞性肺疾病急性加重，需联合应用短效支气管扩张剂吸入，雾化吸入布地奈德8mg与全身应用泼尼松龙40mg疗效相当。

（4）抗菌药物。

①抗菌药物的应用指征：在慢性阻塞性肺疾病急性加重时，以下 3 种症状同时出现：呼吸困难加重、痰量增加和痰液变脓；或患者仅出现以上 3 种症状中的 2 种但包括痰液变脓这一症状。

②抗菌药物的选择：临床上应用的抗菌药物应根据当地细菌耐药情况选择。

③抗菌药物的应用途径和时间：药物治疗的途径（口服或静脉给药）取决于患者的进食能力和抗菌药物的药代动力学特征，最好口服治疗。用药后呼吸困难改善和脓痰减少则提示治疗有效。抗菌药物的推荐疗程为 5～10 天，特殊情况下可以适当延长抗菌药物的应用时间。

（5）经验性抗病毒治疗。目前不推荐应用抗病毒药物治疗慢性阻塞性肺疾病急性加重。抗病毒药物治疗仅适用于出现流感症状（发热、肌肉酸痛、全身乏力和呼吸道感染）时间小于 2 天，并且正处于流感暴发时期的高危患者。

（6）呼吸兴奋剂。目前慢性阻塞性肺疾病急性加重患者发生呼吸衰竭时不推荐使用呼吸兴奋剂。只有在无条件使用或不建议使用无创通气时，可使用呼吸兴奋剂。

（7）其他措施。

①注意维持液体和电解质平衡。

②注意补充营养，对不能进食者需经胃肠补充或给予静脉高营养。

③注意痰液引流，积极排痰治疗（如刺激咳嗽、叩击胸部、体位引流等）。

④识别并治疗伴随疾病（冠状动脉粥样硬化性心脏病、糖尿病、高血压等合并症）及并发症（休克、弥漫性血管内凝血和上消化道出血等）。

（8）机械通气。慢性阻塞性肺疾病急性加重患者并发呼吸衰竭时机械通气的临床应用目标如下：

①纠正严重的低氧血症，增加 PaO_2，使 $SaO_2>90\%$，改善重要脏器的氧供应。

②治疗急性呼吸性酸中毒，纠正危及生命的急性高碳酸血症，但不必急于恢复 $PaCO_2$ 至正常范围。

③缓解呼吸窘迫，当原发疾病缓解时，逆转患者的呼吸困难症状。

④纠正呼吸肌群的疲劳。

⑤降低全身或心肌的氧耗量：当慢性阻塞性肺疾病急性加重患者呼吸困难、呼吸肌群或其他肌群剧烈活动、全身氧释放损害且心脏负荷增加时，应用机械通气可降低全身和心肌的氧耗量。

（二）呼吸衰竭的救治规范

1. 目的。

规范呼吸衰竭抢救流程，及时纠正呼吸衰竭状态。

2. 背景。

呼吸衰竭是各种原因引起的肺通气和（或）换气功能严重障碍，以致不能进行有效的气体交换，导致缺氧伴或不伴 CO_2 潴留，从而引起一系列生理功能和代谢紊乱的临床综合征。急性呼吸衰竭是指各种病因引起的通气、换气功能严重损害，或慢性呼吸系统疾病加重，突然发生呼吸衰竭的临床表现，如脑血管意外、药物中毒抑制呼吸中枢、呼吸肌麻痹、肺梗死、急性呼吸窘迫综合征等，如不及时抢救，会危及患者生命。

3. 任务描述。

1）诊断。呼吸衰竭主要表现为缺氧伴或不伴 CO_2 潴留，可出现呼吸困难、呼吸急促、神经精神症状等。查体可有口唇和甲床发绀、意识障碍、结膜充血水肿、视神经乳头水肿等。

在标准大气压下，静息条件下呼吸室内空气时，并排除心内解剖分流和原发于心排血量降低等情况后，PaO_2 低于 60mmHg 提示呼吸衰竭，如 $PaCO_2$ 低于 50mmHg，为Ⅰ型呼吸衰竭；如 $PaCO_2$ 高于 50mmHg，为Ⅱ型呼吸衰竭。

2）清除呼吸道分泌物，畅通气道。

（1）鼓励患者咳嗽，主动将痰咳出。

（2）病情允许时加强翻身、拍背，协助痰液排出。

（3）使用化痰、祛痰药物，禁用镇咳剂。

（4）雾化吸入或气管滴入生理盐水，保持气道湿润。

（5）补充适量的液体。

（6）解除支气管痉挛，如使用支气管扩张剂。

（7）昏迷患者及不能主动排痰的患者可进行气管插管或气管切开，建立人工气道。

3）氧疗：是纠正缺氧的针对性措施，但对Ⅱ型呼吸衰竭患者给氧不当可加重 CO_2 潴留，通常采用鼻导管或鼻塞开放吸氧。Ⅰ型呼吸衰竭患者氧流量应大于 3L/min（浓度＞30％），Ⅱ型呼吸衰竭患者氧流量则应小于 3L/min（浓度＜30％），给氧过程中应持续观察呼吸、脉搏、血压、瞳孔、皮肤、意识等的变化，并监测动脉血气情况。

4）呼吸兴奋剂：应在气道通畅的基础上使用，大剂量静脉持续输入。

5）控制感染：根据细菌培养结果或参考过去用药情况有针对性地选用抗

生素，亦应采取足量静脉途径给药。

6）糖皮质激素：应采取大剂量、短疗程（3～5天）静脉途径给药，注意禁忌证、不良反应。

7）机械通气：经过常规治疗呼吸衰竭控制不理想或病情危重的患者，应立即使用无创或有创呼吸机进行机械通气。

8）肺性脑病的处理：除以上综合治疗，还可使用脱水剂、脑细胞保护剂等，或使用冰帽局部降温。

9）解除急性呼吸衰竭的诱因或针对原发疾病进行治疗。

（三）支气管哮喘急性发作的救治规范

1. 目的。

规范支气管哮喘急性发作救治流程，及时缓解哮喘急性发作。

2. 背景。

支气管哮喘急性发作是指喘息、气急、咳嗽、胸闷等症状突然发生，或原有症状加重，并以呼吸流量降低为特征，常因接触变应原、刺激物或呼吸道感染诱发。急性发作时严重程度不一，可在数分钟内危及生命，需及时、正确评估并给予有效的紧急治疗。

3. 任务描述。

1）支气管哮喘急性发作的病情严重程度分级（表6－2－2）。

表6－2－2　支气管哮喘急性发作的病情严重程度分级

临床特点	轻度	中度	重度	危重
气短	步行、上楼时	稍事活动	休息时	—
体位	可平卧	喜坐位	端坐呼吸	—
讲话方式	连续成句	单句	单词	不能讲话
精神状态	可有焦虑，尚安静	可有焦虑或烦躁	可有焦虑、烦躁	嗜睡或意识模糊
出汗	无	有	大汗淋漓	—
呼吸频率	轻度增加	增加	常>30次/分	—
辅助呼吸肌活动及三凹征	常无	可有	常有	胸腹矛盾呼吸
哮鸣音	散在，呼吸末期	响亮、弥散	响亮、弥散	减弱乃至无
脉率（次/分）	<100	100～120	>120	变慢或不规则

续表

临床特点	轻度	中度	重度	危重
奇脉	无，<10mmHg	可有，10～25mmHg	常有，10～25mmHg（成人）	无，提示呼吸肌疲劳
最初支气管扩张剂治疗后最大呼气流量占预计值或个人最佳值百分比	>80%	60%～80%	<60%或100L/min或作用时间<2小时	—
PaO_2（吸空气，mmHg）	正常	≥60	<60	<60
$PaCO_2$（mmHg）	<45	≤45	>45	>45
SaO_2（吸空气，%）	>95	91～95	≤90	≤90
pH值	—	—	—	降低

2）支气管哮喘急性发作的治疗流程。

（1）门诊治疗：吸入短效β2受体激动剂4～10喷，采用定量气雾剂和储雾器，每20分钟吸入1次，重复3次；氧疗目标浓度为93%～95%；若症状不能迅速缓解，应尽早全身使用糖皮质激素；对过敏性哮喘，肌肉注射肾上腺素。

（2）住院治疗：联合雾化吸入β2受体激动剂和抗胆碱能药物，全身使用糖皮质激素，可考虑静脉使用茶碱类药物，监测最大呼气流量、血氧饱和度、血茶碱浓度。

（3）重症监护病房：必要时进行气管插管和机械通气。

（四）高血压危象的救治规范

1. 目的。

规范高血压危象的急诊处理流程，确保尽快控制血压，避免出现严重并发症。

2. 背景。

高血压危象是急诊常见的急危重症之一，在应急救援工作中由于环境因素恶劣，发生的概率更高。对高血压危象的认识不足和处理措施不规范可导致不能尽快控制血压，心、脑、肾、视网膜等重要的靶器官功能不全加重，造成不可逆损伤。

3. 任务描述。

1）高血压危象的识别：短时间内出现严重的血压升高（大于 180/120mmHg）并且伴有进行性的靶器官功能不全。

2）降压药物的使用方法。

（1）利尿剂：呋塞米，适用于各种高血压危象，静脉常用量为 20～120mg，最大剂量为 160mg。

（2）作用于 α 受体的药物。

①酚妥拉明：对嗜铬细胞瘤引起的高血压危象和肾性高血压有特效。每 5 分钟静脉注射 5～20mg，或 0.20～0.54mg/min 静脉滴注。

②盐酸乌拉地尔：可改善心功能，治疗充血性心力衰竭，适用于糖尿病、肾衰竭伴前列腺肥大的老年高血压患者。

（3）α、β 受体阻滞剂：拉贝洛尔，适用于肾功能减退者，肝功能异常者慎用。0.25mg/kg 静脉注射 2 分钟以上，间隔 10 分钟再次给予 40～80mg，或以 2mg/min 起静脉滴注调整，总剂量不超过 300mg。

（4）钙通道拮抗剂。地尔硫䓬，除扩张血管平滑肌发挥降压作用外，还具有比较明显的扩张包括侧支循环在内的大小冠状动脉的作用，对高血压并发哮喘患者，以及肥厚型心肌病伴流出道狭窄患者而言为首选药物。

（5）血管扩张剂。

①硝酸甘油：起始 5μg/min 静脉滴注，若无效，可每 3～5 分钟增加滴速 5～20μg/min，最大滴速可达 200μg/min，脑水肿患者禁用。

②硝普钠：作用时间短，起效很快，停药后血压即回升。起始 0.3～0.5μg/（kg・min）静脉滴注，以 0.5μg/（kg・min）的速度递增，直至合适水平，平均剂量为 1～6μg/（kg・min）。

3）各种急症与降压目标。

（1）高血压性脑病：160～180/100～110mmHg。给药开始 1 小时将舒张压降低 20%～25%，但不能超过 50%。

（2）脑出血：舒张压＞130mmHg 或收缩压＞200mmHg 时会加剧出血，应在 6～12 小时缓慢降压，降压幅度不大于 25%。血压不能低于 140～160/90～110mmHg。此外，凡脑血管病变急性期有脑水肿、颅内压升高者禁用一切血管扩张剂。

（3）蛛网膜下腔出血：收缩压 130～160mmHg，防止出血加剧及血压过度下降。

（4）脑梗死：一般不积极降压，稍高的血压有利于缺血区灌注，除非血压

>200/130mmHg。24 小时内血压下降应<25%，舒张压降低至 120mmHg 以下，如考虑紧急溶栓治疗，为防止高血压所致出血，血压达 185/110mmHg 就应降压治疗。

（5）高血压性急性左心功能不全：立即降压治疗，凡能降压的药物均可通过降低血压治疗心力衰竭。

（6）恶性高血压：在数日内静脉用药和（或）联合多种药物将血压降到 160/100mmHg 以下。

（7）急性主动脉夹层：将血压迅速降低到维持脏器血液灌流量的最低水平。常合用减慢心率及扩血管药，如乌拉地尔、尼卡地平+拉贝洛尔等。主动脉根部病变的 Stanford A 型患者应紧急手术。

（8）儿茶酚胺过剩：α 受体阻滞剂是首选，最好同时合并使用 β 受体阻滞剂。

（9）围手术期高血压：血压波动显著者，应使用作用快的降压药物。

（10）子痫：尽快使舒张压降至 90～100mmHg。

（五）急性冠脉综合征（ACS）的救治规范

1. 目的。

规范 ACS 的早期诊断、治疗流程，第一时间挽救缺血心肌组织，为后续治疗创造良好基础，降低死亡率和更多地保存心脏功能。

2. 背景。

ACS 是以冠状动脉粥样硬化斑块破裂或侵袭，继发完全或不完全闭塞性血栓为病理基础的一组临床综合征，根据患者发病时的心电图 ST 段是否抬高，可将 ACS 分为急性 ST 段抬高性心肌梗死（STEMI）和非 ST 段抬高性急性冠状动脉综合征（NSTE-ACS）。其中，根据血清生物标志物测定结果，NSTE-ACS 又包括非 ST 段抬高性心肌梗死（NSTEMI）和不稳定型心绞痛（UA）。早期、快速诊断和治疗可明显改善 ACS 的预后。当 ACS 患者于急诊就诊后，医务人员应在首次医疗接触后在尽可能短的时间内做出初步诊断并给予相应治疗，为后续治疗和改善预后打下基础。

3. 任务描述。

1）ACS 分类及诊断标准（表 6-2-3）。

表 6-2-3　ACS 分类及诊断标准

分类		诊断标准
STEMI		心肌肌钙蛋白（cTn）>99th 正常参考值上限（ULN）或肌酸激酶同工酶（CK-MB）>99th ULN，心电图表现为 ST 段向上抬高，伴有下列情况中的一项或以上者：持续缺血性胸痛；超声心动图显示节段性室壁活动异常；冠状动脉造影异常
NSTE-ACS	NSTEMI	cTn>99th ULN 或 CK-MB>99th ULN，并同时伴有下列情况中的一项或以上者：持续缺血性胸痛；心电图表现为新发的 ST 段压低或 T 波低平、倒置；超声心动图显示节段性室壁活动异常；冠状动脉造影异常
	UA	cTn 阴性，缺血性胸痛，心电图表现为一过性 ST 段压低或 T 波低平、倒置，少见 ST 段抬高（变异型心绞痛）

2）ACS 患者院内急诊处置。

（1）抗血小板治疗：建议所有无阿司匹林禁忌证的患者均立即服用负荷剂量阿司匹林（300mg），继以 100mg/d 长期维持。

（2）抗凝治疗：确诊为 ACS 时应用肠道外抗凝药，警惕并观察出血风险。

（3）抗缺血和其他治疗建议：建议无 β 受体阻滞剂禁忌证的患者，在发病后 24 小时内常规口服 β 受体阻滞剂；对于疑似或确诊变异型心绞痛患者，使用钙拮抗剂和硝酸酯类药物，避免使用 β 受体阻滞剂；建议舌下含服或静脉注射硝酸酯类药物以缓解缺血性胸痛、控制高血压或减轻肺水肿；建议收缩压降低至 90mmHg 以下或较基础血压降低>30%，严重心动过缓（<50 次/分）或心动过速（>100 次/分）、拟诊右心室梗死的 STEMI 患者不使用硝酸酯类药物。

（六）低血糖的救治规范

1. 目的。

规范低血糖急救流程，迅速纠正低血糖，避免组织器官损伤的发生。

2. 背景。

低血糖是指成年人空腹血糖浓度低于 2.8mmol/L，临床上以交感神经兴奋和脑细胞缺氧为主要特点的综合征，通常表现为出汗、饥饿、心慌、颤抖、面色苍白等，严重者还可出现精神不集中、躁动、易怒，严重、持续的低血糖可导致昏迷甚至死亡，需立即进行纠正。

3. 任务描述。

怀疑低血糖时立即测定血糖水平，以明确诊断；无法测定血糖时暂按低血糖处理。

意识清楚者口服 15～20g 糖类食品（以葡萄糖为准）；意识模糊者使用 50%葡萄糖注射液 20～40ml 静脉注射，或胰高血糖素 0.5～1.0mg 肌肉注射。其后每 15 分钟监测血糖 1 次：血糖仍≤3.9mmol/L，再给予葡萄糖口服或静脉注射；血糖在 3.9mmol/L 以上，但距离下一次就餐时间在 1 小时以上时，给予含淀粉或蛋白质的食物；血糖仍≤3.0mmol/L，继续给予 50%葡萄糖注射液 60ml 静脉注射。

三、精神健康技术标准建设经验

国际应急医疗队可通过遵守以下心理急救标准操作流程达到精神健康技术标准。

1. 目的。

对患者进行心理急救，通过心理评估、心理咨询、使用药物治疗与安抚等，预防或减少患者急性应激障碍。

2. 背景。

灾后的 24～72 小时，是心理危机干预和心理急救的最重要阶段，灾后的 3～30天，也是心理危机干预和心理急救的重要时期，特别是对急性应激障碍的防治，灾后 24 小时至 30 天是非常关键的阶段。这个阶段的心理危机干预和心理急救工作，对于预防创伤后应激障碍和其他精神障碍，有非常积极的作用。

3. 任务描述。

1）物资准备：笔记本电脑、便携式投影仪、简易投影幕布等。

2）心理健康评估系统：急救信息系统中加入门诊心理评估（精神状态评估）。

3）药物：注射用地西泮、氟哌啶醇针剂、口服的普萘洛尔、曲唑酮、右佐匹克隆、阿普唑仑、氯硝西泮、奥氮平、喹硫平、氯氮平、利培酮、舒必利等。

4）心理急救工作要求。

（1）人员组成：心理护士、志愿者、心理咨询师、精神科医生。

（2）患者心理急救内容：

①家属安抚。

②患者安抚。

③精神行为健康风险分级、精神状态评估。

④分流处理。

⑤行为、情绪、言语、疼痛、精神痛苦、睡眠、自理能力、家属伤亡事件、家庭财产损失、志愿者能力评估。

⑥护理与回归。

⑦心理咨询。

⑧精神检查。

⑨心理健康教育。

⑩团体活动。

⑪个别访谈。

⑫精神药物使用。

⑬医疗转诊。

⑭总结报告。

第三节 慢性非传染性疾病康复救治技术标准解读与建设经验

一、慢性非传染性疾病康复救治技术标准解读

世界卫生组织国际应急医疗队在慢性非传染性疾病康复救治技术方面的标准见表6－3－1。

表 6－3－1 世界卫生组织国际应急医疗队在慢性非传染性疾病康复救治技术方面的标准

标准项目	第一类队伍	第二类队伍	第三类队伍
慢性非传染性疾病康复救治技术	提供门诊或移动康复服务	提供门诊和住院康复服务	提供复杂状况下的门诊和住院康复服务

康复是常规医疗中创伤治疗系统的核心功能之一，因此，国际应急医疗队应该有在突发灾难后为患者提供康复服务的具体计划。国际应急医疗队也可以选择设置单独的单元以提供长期的术后康复护理。由于患者常失去家人或流离失所，很难办理出院，在突发灾难后，病床将被迅速占满。康复救治技术在第2、3类国际应急医疗队中特别有用，其中团队中的康复专家可以分流患者，并提供围手术期及术后康复的建议，可减少患者住院时间。第一类国际应急医疗队虽未要求，但也可以考虑增强康复服务的能力。在第一类国际应急医疗队

中增强康复服务能力有利于两种情况，一是移动医学救援队伍在现场救治的情况，二是队伍在导致大规模肢体损伤和脊柱损伤的突发灾难（如大地震）发生一段时间后才到达而非第一时间到达的情况。

国际应急医疗队应该意识到，残疾和弱势群体护理的问题是突发灾难救援伦理的重要组成部分，国际应急医疗队应该有协助或指引那些前来治疗的残疾患者的具体计划。值得注意的是，中低收入国家的康复资源通常是不足的，这些资源很快就会被突发灾害导致的伤者占用。早期康复可以降低并发症发生率、缩短住院时间和减轻长期健康负担，以及改善突发灾难后创伤患者的总体情况。鼓励国际应急医疗队康复专家向当地工作人员及其团队提供快速培训，以最大限度地发挥持续康复护理的作用。

第一类国际应急医疗队提供门诊或移动康复服务。这不是必需的标准，但可以被认为是第一类国际应急医疗队提供的附加服务。

第二类国际应急医疗队提供门诊和住院康复服务：第二类国际应急医疗队必须为骨折、截肢、创伤性脑损伤、脊柱损伤或神经损伤的患者提供某种形式的康复服务，最好由康复专家或物理治疗师提供这一项服务，若无相关专业人员，鼓励护士和医生提前培训。康复必须包括提供辅助移动和替代功能的基本辅助工具，如夹板、拐杖，以及安装义肢的转诊路径。

第三类国际应急医疗队提供复杂状况下的门诊和住院康复服务：第三类国际应急医疗队被认为是转诊中心，因此，必须为复杂创伤的患者提供康复服务。理想的情况是康复医生加上一个包括作业治疗师、物理治疗师及康复护士的团队提供服务。没有康复专科服务人员的第三类国际应急医疗队应接纳适当的有资质的康复人员，以便在其设施内共用场地提供专科级康复服务。泛美卫生组织在海地报告中建议，脊髓损伤患者应优先转交给具有特定矫形和康复专科服务的第三类国际应急医疗队或三级转诊医院。

二、慢性非传染性疾病康复救治技术标准建设经验

国际应急医疗队因各自队伍情况不同，康复救治的能力也有所不同，因此需要每个队伍根据自己的情况编撰慢性非传染性疾病康复救治技术标准。以下制度规范为中国国际应急医疗队（四川）的例文，以供参考。

（一）骨折康复规范

1. 目的。

规范骨折康复治疗流程，确保最大限度地恢复功能。

2. 背景。

国际应急医疗队面对的较多患者便是骨折患者，在应急情况下如何确保骨折患者最大限度地恢复正常功能是应急救援人员需掌握的部分。

3. 任务描述。

1）诊断依据：骨折的临床表现包括疼痛、肿胀、运动障碍、感觉障碍。X线检查是确定骨折部位、程度及类型的常规方法。

2）康复评定：骨折愈合情况评定、关节活动范围评定、肌力评定、肢体长度及围径评定、感觉功能评定、日常生活活动能力评定。

3）康复方案：

（1）临床常规治疗。

（2）康复治疗。

①体位摆放。

②物理因子治疗。

③运动疗法。

④手法治疗。

⑤矫形器与其他辅助器具的使用。

⑥作业治疗。

4）常见并发症的处理。常见并发症的处理包括感染的治疗，深静脉血栓的治疗，压疮的治疗，异位骨化的治疗，其他并发症如骨质疏松症、关节挛缩等的防治。

5）评估一般情况，通过影像学检查评估骨折愈合情况及进行功能康复评定。对一般情况稳定，骨折愈合良好，功能改善且达到可以到下一级医院继续治疗的程度，仍需继续住院治疗者行定期评估；若一般情况好，骨折愈合良好，功能恢复即可出院。

（二）截肢康复规范

1. 目的。

规范截肢康复治疗流程，确保最大限度地恢复功能。

2. 背景。

国际应急医疗队面对的较严重的患者便是截肢患者，在应急情况下如何确保截肢患者最大限度地恢复功能是应急救援人员需掌握的部分。

3. 任务描述。

1）诊断依据。患者截肢后的临床表现包括疼痛、肿胀、运动障碍、感觉障碍、关节活动受限、截肢相邻关节挛缩畸形。通过X线检查可确定截肢平面及骨残端情况。

2）康复评定。

（1）全身情况的评定。

（2）残肢的评定：皮肤情况、残肢畸形、残肢长度及周径、残端形状、残端神经瘤情况。

（3）残肢疼痛的评定。

（4）感觉功能的评定。

（5）肌力的评定。

（6）关节活动范围的评定。

（7）平衡功能的评定。

（8）步态评定（适用于下肢截肢患者穿戴义肢后）。

（9）穿戴临时义肢后的评定（适用于穿戴临时义肢后）。

（10）穿戴正式义肢后的评定（适用于穿戴正式义肢后）。

（11）日常生活活动能力的评定及参与评定。

3）康复方案。

（1）临床常规治疗。

（2）康复治疗。

①术后残端处理：使用弹力绷带包扎残端、合理摆放残肢体位等。

②物理因子治疗。

③运动疗法。

④作业治疗。

⑤安装（临时或正式）义肢后的训练。

⑥康复护理。

⑦心理康复。

⑧并发症处理：残肢皮肤破溃、残肢关节挛缩、残肢痛等的处理。

（三）周围神经损伤康复规范

1. 目的。

规范周围神经损伤康复治疗流程，确保最大限度地恢复功能。

2. 背景。

国际应急医疗队面对的常见患者之一是周围神经损伤患者，在应急情况下如何确保周围神经损伤患者最大限度地恢复功能是应急救援人员需掌握的部分。

3. 任务描述。

1）诊断依据。周围神经损伤的临床表现包括局部肢体运动功能障碍和感觉功能障碍，如有条件建议进行肌电图检查。

2）康复评定。

（1）肌力评定。

（2）感觉功能评定。

（3）关节活动范围评定。

（4）反射检查。

（5）神经干叩击试验。

（6）患肢周径评定。

（7）日常生活活动能力评定。

3）治疗方案。

（1）临床常规治疗。

（2）康复治疗。

①受累肢体各关节功能位的保持。

②受累肢体各关节的主被动运动。

③物理因子治疗。

④肌力训练。

⑤作业治疗。

⑥感觉训练。

（四）脑外伤康复规范

1. 目的。

规范脑外伤康复治疗流程，确保最大限度地恢复功能。

2. 背景。

国际应急医疗队面对的较严重的患者之一便是脑外伤患者，在应急情况下如何确保脑外伤患者最大限度地恢复功能是应急救援人员需掌握的部分。

3. 任务描述。

1）诊断依据。脑外伤的临床表现包括意识障碍、运动功能障碍、感觉功能障碍、言语功能障碍、吞咽功能障碍、认知功能障碍、精神情感心理障碍、膀胱及直肠功能障碍、日常生活活动能力障碍和脑神经麻痹。头颅CT、磁共振成像（MRI）或X线检查可证实脑外伤。

2）康复评定。

（1）一般情况评定，包括生命体征、饮食、睡眠和大小便等基本情况评定。

(2) 康复专科评定：意识状态的评定，运动功能的评定，感觉功能的评定，言语功能的评定，吞咽功能的评定，认知功能的评定，精神、情感、心理状态的评定，膀胱及直肠功能的评定，日常生活活动能力的评定。

3) 治疗方案。

(1) 临床常规治疗。

(2) 康复治疗。

①体位摆放与处理。

②意识障碍处理。

③运动治疗。

④作业治疗。

⑤物理因子治疗。

⑥认知功能训练。

⑦言语治疗。

⑧吞咽功能训练。

⑨矫形器具及其他辅助器具装配与训练。

⑩心理行为治疗。

⑪中医治疗。

⑫痉挛处理。

(3) 常见并发症的处理。

①感染的处理。

②深静脉血栓的处理。

③压疮的处理。

④异位骨化的处理。

⑤其他：骨质疏松症、关节挛缩的处理。

(五) 脊髓损伤康复规范

1. 目的。

规范脊髓损伤康复治疗流程，确保最大限度地恢复功能。

2. 背景。

国际应急医疗队面对的较严重的患者之一便是脊髓损伤患者，在应急情况下如何确保脊髓损伤患者最大限度地恢复功能是应急救援人员需掌握的部分。

3. 任务描述。

1) 诊断依据。脊髓损伤的临床表现包括运动功能障碍、感觉功能障碍、自主神经功能障碍、患处疼痛、呼吸功能障碍、循环功能障碍、吞咽功能障碍、体温调节障碍、二便功能障碍、心理障碍、日常生活活动能力障碍等。CT、MRI 可发现相应的脊髓病变或损伤表现。

2）康复评定。

（1）一般情况评定，包括生命体征、大小便等基本情况评定，同时要了解患者总体治疗情况。

（2）康复专科评定：损伤程度评定、躯体功能评定、损伤平面与功能预后评定、神经损伤平面评定、疼痛评定、循环功能评定、呼吸功能评定、吞咽功能评定、膀胱与肠功能评定、心理评定、日常生活活动能力评定、职业能力评定、社会能力评定。

3）治疗方案。

（1）临床常规治疗。

（2）康复治疗。

①体位摆放与处理。

②呼吸训练。

③运动治疗。

④物理因子治疗。

⑤佩戴矫形器具及其他辅助器具训练。

⑥神经源性膀胱处理。

⑦神经源性肠处理。

⑧痉挛处理。

⑨疼痛处理。

⑩心理治疗。

⑪中医治疗。

（3）常见并发症的处理。

①感染的处理。

②深静脉血栓的处理。

③压疮的处理。

④异位骨化的处理。

⑤其他：骨质疏松症、关节挛缩、体位性低血压等的处理。

第七章　世界卫生组织国际应急医疗队（第三类）医疗保障标准解读与建设经验

第一节　实验室技术标准解读与建设经验

一、实验室技术标准解读

世界卫生组织国际应急医疗队在实验室技术方面的标准见表7-1-1。

表7-1-1　世界卫生组织国际应急医疗队在实验室技术方面的标准

标准项目	第一类队伍	第二类队伍	第三类队伍
实验室技术	基本的快速检测能力，无输血	基本的住院检测能力和安全的输血能力（移动血库）	高级的住院检测能力和安全输血能力

部署到突发灾难区域的国际应急医疗队由于具有的设施类型不同和医疗环境的复杂性，其需要具备不同的诊断能力。某些国际应急医疗队可选择提供更高级的诊断，即使是在门诊。只要在地方病监测和治疗的范围内，对于创伤患者的快速诊断和治疗都是被鼓励的。国际应急医疗队所具备的可靠的诊断系统以及收集和报告此类数据的能力可作为受灾国卫生行政部门和公共卫生监测部门的有力支撑，可对疾病早期预警做出重大贡献。

第一类国际应急医疗队提供基本的快速检测，无输血。基本的实验室检验应包括在门诊通过指尖血测定葡萄糖、血红蛋白或类似项目，以及快速检测疟疾。第一类国际应急医疗队应该能够提供尿液试纸以检测尿中糖、红细胞和白细胞。

第二类国际应急医疗队提供基本的住院检测和安全输血（移动血库）。其在第一类国际应急医疗队提供的检测的基础上，进一步提供包括HIV检测在内的快速检测，同时需具备收集相关样本的能力，并将其转运至其他地方的实验室。第二类国际应急医疗队需具备输注源于志愿者或患者家属的全血或其他血制品的能力，相关流程必须与世界卫生组织紧急情况下的传染病防控指南相一致，包括但不仅限于ABO血型的检测，艾滋病、乙肝、丙肝、梅毒的快速检测。世界卫生组织同时推荐对其他可经输血传播的地方性传染病进行检测。

第三类国际应急医疗队可为住院患者提供高级的住院检测与安全输血。在具备第二类国际应急医疗队能力的基础上，其还应具有检测血液样本中的电解质、尿素、肌酐、血细胞计数，进行血气分析的能力。第三类国际应急医疗队需具备微生物检测功能，包括基础微生物培养、药敏试验、基本的革兰染色和显微镜检查。

二、实验室技术标准建设经验

不同国际应急医疗队的流程和实验室需求不同。因此实验室技术标准不尽相同，下文给出了中国国际应急医疗队（四川）的实验室技术标准规范性例文，以供参考。

（一）临床检验标本采集和运输程序

1. 目的。

本文件限定国际应急医疗队临床检验标本采集和运输的程序。

2. 背景。

适用于国际应急医疗队的检验实验室及涉及标本采集和运输的各相关部门。国际应急医疗队制订标本采集和运输的原则，由队长批准实施。

3. 任务描述。

1）标本采集。

（1）采集指南。急救门诊采集患者标本，或由急救病房相关人员采集，特殊项目按要求采集特殊标本。服务指南由实验医学科主任批准后生效，并且每年回顾。服务指南发放到急救帐篷相关标本采集处，以指导标本的采集。

（2）采集过程。所有标本采集处在采集标本前必须首先确认患者身份，采样前的患者准备严格按照服务指南的要求进行。

（3）采集容器使用。所有标本采集容器外均应有标签注明姓名、编号、采集时间、标本类型等信息。

①血标本：红头管（无抗凝剂）用于血清中相关项目的检测等，紫头管（EDTA抗凝剂）用于血细胞分类计数，蓝头管（枸橼酸抗凝剂）用于凝血检测，绿头管（肝素抗凝剂）用于检测细胞表面标志物等，黑头管（枸橼酸抗凝

剂）用于红细胞沉降率检测，灰头管（EDTA－钾/氟化钠抗凝剂）用于糖耐量检测等。

②尿标本：随机尿，不加防腐剂，用清洁试管取新鲜尿标本，用于尿中微量蛋白、轻链等成分的检查。定时尿用指定的容器或自备清洁容器盛装。

③脑脊液标本：常规由医生在腰穿时取标本，装在清洁容器中，进行脑脊液 IgG 生成指数及合成率检查时，需同时检测血及脑脊液中 IgG 及白蛋白的水平，之后根据公式计算。故此项检查要求送检的标本为一份血液、一份脑脊液。

④浆膜腔积液标本：胸腔积液、腹水、灌注液、胆汁等穿刺液用于常规检测及相关肿瘤标志物检测，用清洁试管盛装。

（4）采集容器评估。更换采集容器或使用新的采集容器前，应先对采集容器进行评估，以明确其是否影响检测结果。

评估方法：

①选择 20 名志愿者，分别使用原有采集管和新采集管采集标本，同时进行标本前处理（离心等），并在同一台分析仪进行检测分析。

②计算每个项目结果的均值及标准差，并进行比对。如其分析差异在此项目临床可接受范围内，则认为新采集管可代替原有采集管用于临床。如差异超过临床可接受范围，则认为新采集管无法用于临床。

2）标本包装。

（1）标本在运送前必须适当包装，并在包装上注明标本的性质。

（2）运送标本的专职人员必须了解包装的物品为具有生物危害的物质。

（3）传染性标本的包装必须符合政府法规和地方法规。

（4）标本运送人员必须接受关于安全和标本包裹的相关培训。

3）标本运输。

（1）所有标本运送人员必须是国际应急医疗队成员，并经过专门的标本运送培训。

（2）急救组住院标本：由急救中心或住院部相关工作人员运送，有特殊需要的可进行预约，可临时测定或保存在 4℃冰箱等待检测。

（3）门诊组标本：由急救中心门、急诊部相关工作人员运送，有特殊需要的可进行预约，可临时测定或保存在 4℃冰箱等待检测。

（4）运送标本时应该严格控制标本运送条件，包括是否需要加冰等。如果在运送过程中超过规定的温度范围，则应重新评估标本或重新送检。

（5）标本送达实验室后由送标本人员在“标本接收及报告发放记录表”中

记录，包括送检时间、送检科室、送检人、送检标本数量等。

（二）标本接收与拒收程序

1. 目的。

本文件限定国际应急医疗队标本接收与拒收的程序。

2. 背景。

适用于国家卫生应急移动医疗救治中心所有实验室。各实验室制订标本接收与拒收的程序，由队长批准实施。

3. 任务描述。

1）接收登记。

（1）标本送到实验室后，标本运送者在标本接收登记表上记录送检时间、送检科室、送检标本数量等基本信息。

（2）实验室人员收到标本后先确认标本是否合格，确认后进行标记。

2）标本质量。

（1）对于所有标本采集处送检的标本进行质量评价，确认各处采集的标本质量是否合格，并将此信息反馈给标本收集处，进一步保证标本采集的质量。

（2）实验室人员对于送来的标本，要评价其盛装容器是否合格、标本容器对测定结果是否有干扰。

3）标本拒收。

（1）拒绝标准。

①申请单信息不足，标本类型不符合检测项目的要求，标本污染或陈旧，标本容器不符合采集要求，标本量不足，标本有溶血或脂血等质量不理想情况，不能接收标本进行相关测定，此种标本为拒收标本。

②拒收标本应退回送检科室，并发放标本拒收通知单，要求送检科室重新送检或取消检测。

③拒收标本时应充分考虑实际情况，如果部分检测项目可以进行，可暂时不拒收标本，与临床联系后，要求补送标本或采取其他处理方法。实验室人员和临床人员都应尽量减少拒收标本的数量。

④如果原始样品的编号不确定或原始样品中的被分析物不稳定（如脑脊液、活检标本、血气标本等），并且原始样品不可替代（不可再次获得，如患者特殊病理状态下采集的标本）或很关键（一般指其具有重要的临床应用价值，如急诊抢救状态下采集的标本），则实验室可以先处理样品，待申请医生或采集者识别和接收样品，或提供适当信息后，再公布结果。这种情况下，负责识别原始样品的人员应在申请单上签字，或以其他可以追溯到申请单的方式

进行记录。无论什么原因，如果在无法满足上述要求的情况下进行检验，应在报告上明确责任人。

⑤如果接受了不合格的原始样品，最终的报告中应说明问题的性质，并在解释结果时注意。

⑥针对法医送检的样品，特别是尸血需检测 IgE 等时，即使标本不合格，也应及时检测。

（2）基本步骤。

①患者基本信息或其他信息不足时，应询问主管医生，以补充这些不足的信息，而不是直接拒收标本。

②对于是否拒收标本有疑问时，标本接收人员应咨询相关检测项目的负责人。

③拒收标本时，实验室人员必须立即通知临床，并发放拒收标本通知单。

④所有拒收情况的相关资料应登记在拒收标本记录表上。

⑤标本采集质量不满意的，应将标本采集情况反馈给标本采集人员，以进一步改进采血流程，保证采血质量。

⑥实验室定期统计各科室送检标本中拒收的标本量，在质量改进工作记录中反映这一情况，加强临床沟通，逐步降低拒收率。

4）记录保存。所有的接收和拒收记录由各实验室定期整理，保存在各实验室的相关记录盒内。

5）记录。填写检验标本接收和拒收记录。

（三）移动血库管理程序

1. 目的。

对医疗保障组的血液及血液制品的入库、贮存、出库、退血以及报废进行规范化管理，保证应急安全用血。

2. 背景。

适用于血液及血液制品的入库、贮存、出库、退血及报废。医疗保障组为了保证应急安全用血，应制定血液贮存管理程序，由组长批准实施。医疗保障组工作人员严格按照血液贮存管理程序进行血液的入库、贮存、出库、退血及报废工作。

3. 任务描述。

1）入库。

（1）从供血机构取回的血液，先送到贮血箱。

（2）检查血液的外观，包括血袋封口是否严密、标签是否完整、标签上字迹是否清楚、血液外观是否异常（包括颜色异常、红细胞表面层可见溶血带、有可见凝块、血浆混浊、有气体产生等）。

（3）核对每袋血液与供血机构出库单上的袋号、血型是否一致。核对入库血液的袋数和数量。

（4）经确认为合格血液后，剪下与血袋连接的带标签的一节小辫，放入标本保存冰箱保存，然后进行入库记录。

（5）将入库时间、血液种类、血型、血袋号、血量、采血日期、过期时间及入库人录入计算机。

（6）暂未入库的血液，放入贮血冰箱未入库层。血液必须先入库才能使用。

（7）如果血液外观或标识不合格，则将不合格血液退回供血机构，同时填写血液报废或退血记录表。

2）贮存。

（1）血液入库完成后，将血液放入贮血冰箱保存。血液（红细胞制品和全血）保存在2℃～6℃贮血冰箱，新鲜冰冻血浆保存在低于－20℃的低温冰箱，血小板保存于血小板保存箱（20℃～24℃振荡保存）。

（2）血液按照不同血型和规格分别放置于不同冰箱。每台冰箱共有五层，每层放四个贮血篮，存放血液时，顺序按有效期长短分别从上到下、从左到右、从前到后放置。

（3）每日定时观察冰箱温度并记录，如果冰箱温度异常，应查找原因，并及时处理。冰箱发生故障且2小时内不能恢复的应将贮存的血液移至其他冰箱暂时存放。待冰箱故障解决，冰箱温度恢复至（4±2)℃或低温冰箱＜－20℃后，将血液重新放回冰箱。

（4）贮血冰箱严禁存放其他物品，以防止血液污染。

（5）冰箱内空气每月培养一次，应无霉菌生长，一般菌落＜8CFU/10分钟。

3）出库。

（1）从贮血冰箱取血液用于交叉配血时，应按有效期时间顺序，先取有效期短的血液进行交叉配血。

（2）每袋血液发出前，发血人员和取血人员应同时核对血液的血型、血袋号、血量和血液种类。检查血液外观质量，包括血袋封口是否严密、标签是否完整、标签上字迹是否清楚、血液外观是否异常（包括颜色异常、红细胞表面层可见溶血带、有可见凝块、血浆混浊、有气体产生等）。

（3）所有出库的需交叉配血的血液均应在血袋上贴上明显的标签，标签上应有患者的信息、血液的信息、交叉配血的信息、出库时间等。

（4）凡已发出的血液不予调退。

4）退血和报废。

（1）如果血液外观或标识不合格，则将不合格血液退回供血机构，同时填写《血液报废或退血记录表》和《退血通知》。

（2）如果血浆融化后血袋破损或有絮状物，将血浆退回供血机构，同时填写《血液报废或退血记录表》和《退血通知》。

（3）如果交叉配血时发现血型错误，将血液退回供血机构，同时填写《血液报废或退血记录表》和《退血通知》。

（4）每周一、三、五由专人负责检查、记录库存血液的数量，并将即将到期的血液单独存放于贮血冰箱储存。过期血液或不合格血液应报废，填写《血液报废或退血记录表》，写明原因和数量，经技术组长审核后放入医用垃圾袋销毁。

5）血清标志物阳转的血液隔离。

（1）供血机构如发现某献血者某项血清标志物阳转，且该献血者所献血液已发到医院，应立即通知相应科室。队员接到通知后，立即在库存血液中查找该袋血液，如血液尚未发出，应立即将该袋血液隔离，所隔离的血液必须有明显的标志，以确保该袋血不会被误输给患者；立即与供血机构联系，将该袋血液送回供血机构处理，填写《血液报废或退血记录表》。

（2）如该袋血已输给患者，输血科应立即报告指挥组，同时通知患者的主治医生，根据情况决定是否追踪患者的血清标志物。

（3）如在输血过程中发现血液污染，或患者在输血后出现血清标志物阳转，应立即将情况通报供血机构，请供血机构根据情况处理。

6）记录。

（1）血液入库记录。

（2）血液报废或退血记录。

（3）退血通知。

（4）血液出库记录。

（5）冰箱温度记录。

第二节 药品供应技术标准解读与建设经验

一、药品供应技术标准解读

世界卫生组织国际应急医疗队在药品供应技术方面的标准见表7－2－1。

表7－2－1 世界卫生组织国际应急医疗队在药品供应技术方面的标准

标准项目	第一类队伍	第二类队伍	第三类队伍
药品供应技术	门诊药品供应	住院和门诊药品供应	重症监护水平的药品供应

国际应急医疗队需按《WHO药品捐赠指南（2010）》的规定提供和使用药品，任何国际应急医疗队捐赠的药品及携带的药品都须遵守该指南。尤其要求药品须在有效期之内使用，药品应为疾病所需并且与相应国际应急医疗队救治水平相符，且所使用的药品须在来源国的国内批准使用。极力推荐使用世界卫生组织必备药品条例中的药品，这样可以减少不恰当处方用药和国际应急医疗队撤离时不恰当药品捐赠导致的风险。在紧急救治情况下携带的药品须提前计划。药品的提供不应该是突然而无准备的，未经允许的情况下，一些国家不接受国际应急医疗队带入的任何药品。国际应急医疗队撤离时，捐赠的药品必须经当地卫生行政部门知晓并同意，且使用期限至少长于1年，或被国际卫生行政部门批准使用。超过当地卫生服务范围或惯例的药品以及没有被列入国家必备药品条例的药品是不能被捐赠的。当国际应急医疗队撤离时，其药品必须经同意后捐赠、带回本国或进行安全处理。药品和化学品的销毁必须安全、符合伦理。

第一类国际应急医疗队确保门诊药品供应。其需携带足够的药品和其他相关用品，以满足2周内每天至少100名门诊患者用量。药品最好为世界卫生组织必备药品条例中的，且包括经口或肠外给药的镇痛药、抗生素或其他药，以满足不能确定类型和规模的突发灾害中受灾人群的治疗需求。第一类国际应急医疗队需提供预防破伤风的相关药品，根据世界卫生组织推荐，当病情需要时，需提供破伤风类毒素、白喉和破伤风免疫球蛋白。

第二类国际应急医疗队确保住院和门诊药品供应。其在满足第一类国际应急医疗队药品供应的基础上，需进一步提供住院患者麻醉和手术必备药品。药品的供应量需符合不同类别国际应急医疗队的承载力及工作量标准。第二类国际应急医疗队药品供应至少应满足已定义的第二类国际应急医疗队中患者需要量的标准。第二类国际应急医疗队药房需提供低温运输系统，要能满足紧急情况下治疗传染病或慢性非传染病患者的药品需求。

第三类国际应急医疗队确保重症监护水平的药品供应。其药品供应需满足第三类国际应急医疗队最低救治要求，尤其是需提供重症监护和其他特殊医疗服务的所有药品。

二、药品供应技术标准建设经验

不同国际应急医疗队的工作流程和药品需求不同，因此药品供应技术标准不尽相同。下文给出了中国国际应急医疗队（四川）的药品供应技术标准规范性例文，以供参考。

（一）国际应急医疗队药品目录制定标准操作规程

1. 目的。

制定国际应急医疗队药品目录，保障药品遴选、品种变更等相关工作的开展，确保国际应急医疗队使用的药品符合世界卫生组织的相关要求。

2. 背景。

国际应急医疗队药品目录是国际应急医疗队使用的药品清单，也是医疗队药学工作开展的基础文件。

3. 任务描述。

1）国际应急医疗队药品目录中药品类型和规格的确定基于《WHO 基本药品目录》《WHO 儿童基本药品目录》和《WHO 药品捐赠指南（2010）》，结合应急医疗队的救援需求、中国药品市场现状，以及四川大学华西医院日常储备情况而定，以确保药品质量。

2）国际应急医疗队药品目录应基于《WHO 基本药品目录》和《WHO 儿童基本药品目录》更新内容，并根据中国国家食品药品监督管理总局（CFDA）公布的停用和撤市药品品种适时调整。

3）国际应急医疗队药品目录应当符合受灾国的法律规定和用药习惯。

4）国际应急医疗队药品目录由临床药学部负责维护，必要时交分管院领导审批或提交药事管理委员会通报备案。

5）国际应急医疗队药品目录的标注格式：

（1）国际应急医疗队药品目录应包括编号、分类（根据《WHO 基本药品目录》分类标准）、药品名称、规格、剂型、用量、单位。目录顺序遵循药品分类，所有药品按第一个汉字的拼音首字母，以从 A 到 Z 的顺序排列。

（2）“转运箱箱号”是随队携带药品运输箱的编号，遵循《应急储备药品装箱单》填写规则。

6）国际应急医疗队药品目录的使用：

（1）本目录将提交给相关国际组织，用于国际应急医疗队的注册申请。

（2）本目录将由国际应急医疗队随队携带，提交以供出入境通关检查。

（3）国际应急医疗队离开受灾国时，提交本目录以确认剩余药品捐赠，捐赠药品登记数量必须与实际剩余数量一致。

（4）本目录将由国际应急医疗队提交，用于申请或接受其他国家/组织的人道主义救援药品捐赠。

（5）本目录作为指导性文件，在非英语受灾国翻译成当地语言。

（6）本目录作为国际应急医疗队海外应急医疗诊治期间开具医嘱/处方的参考。

（7）本目录作为构建移动医院信息系统的基础文件。

（8）本目录作为国际应急医疗队携带药品的储备管理的参考文件。

（二）国际应急医疗队药品冷链维持标准操作规程

1. 目的。

保障冷藏药品在运输和户外应急医疗过程中满足冷链要求。

2. 背景。

冷链运输是冷藏药品质量的重要保障，冷链运输涉及药品转运的全过程，应做到全程保障。

3. 任务描述。

1）出发前准备：

（1）冷藏药品需经保温箱包装后方可运输。保温箱采用冷却剂保温，保温时间应大于 24 小时。储存冰箱应有温度记录仪，用于监测温度，以确保药品温度可溯源。

（2）冷藏药品的拆装需在规定储存温度下进行。

（3）将需要冷链运输的药品和冷却剂分别包装在防水材料中，放入保温箱，密封。

（4）冷藏药品装载时，应预冷转运车，以满足药品储存和运输温度要求。

（5）冷藏药品装卸应在阴凉处进行，不得在阳光直射、靠近热源或其他高温环境进行。

2）运输过程：

（1）保温箱应注明贮存条件、起始时间、保温时限、注意事项或运输警告。

（2）运输人出发前应检查转运车温度记录装置，以确保所有设施和设备正常运行，满足温度要求，如温度异常应及时报告或解决。

（3）保温箱应有温度监控装置，能监测运输过程中箱内温度波动情况。

3）到达后处置：

（1）预先启动冷藏药品存放冰箱。

（2）当冰箱温度达到预定温度时，按类别放入冷藏药品。

（3）把使用过的冷却剂置于冰箱保存。

（4）每天两次检查并记录冰箱的温度，检查冷藏药品质量，填写《冰箱温度记录表》。

（5）所有放入冰箱的药品必须满足运输过程中的温度要求。

（三）国际应急医疗队药品常规储备标准操作规程

1. 目的。

规范国际应急医疗队医疗救援所用药品的常规储备管理。

2. 背景。

药品是国际应急医疗顺利开展工作的必要保障，国际应急医疗队药品的常规储备是应急医疗的重要环节。

3. 任务描述。

1）国际应急医疗队的药品按照实物储备、计划储备和信息储备相结合的三级储备方式进行动态管理，及时进行调整、补充。

（1）实物储备：分为药房储备和药品库房储备，包括经常使用的应急药品和稀缺的医疗救治药品，以便突发公共卫生事件发生时可立即调用。

（2）计划储备：对保管不便、有效期短或不能及时从市场上购买的药品，应与供货企业签订应急药品供应协议，保证能随时调用。

（3）信息储备：通过各类信息渠道，在需要的时候能够迅速地检索出所需药品的生产、供应信息。

2）国际应急医疗队在药品清单所列范围采购、储备药品。

3）国际应急医疗队药品采购和储备必须符合四川大学华西医院现行的药品采购、验收、储备管理相关规定。

4）对已采购和储备的药品进行批号登记。保存每批药品的质检报告副本（加盖药品供货企业鲜章），并在调用时将其与储备药品一同发出。

5）药品的储备条件应符合各品种储备管理标准的相关规定。

6）药品转运。

（1）普通药品转运：国际应急医疗队普通药品应采用专用转运箱转运。转运箱应具有良好的密封性、安全性和足够的承载能力，并便于携带。药品转运箱应符合国际航空包装标准，每个转运箱连同药品不得超过30kg。常用转运箱大小为600cm×500cm×600cm。

（2）冷藏药品转运：国际应急医疗队冷藏药品应采用保温箱转运。保温箱外的硬壳材料为高密度聚乙烯（HDPE），绝缘层为聚苯乙烯（EPS），内层为食品级聚丙烯（PP），保温时间大于24小时，容量65L。

（3）麻醉药品、精神类药品和医用毒性药品等特殊药品转运：国际应急医疗队的麻醉药品、精神类药品和医用毒性药品等特殊药品采用专用转运箱转运，同时贴上特殊管理药品专用警示标签。

7）储备药品数量应满足国际应急医疗队4周的医疗救援需求。最低限量应满足每天100例门诊患者、40例住院患者（含4例ICU患者和15例大手术/30例小手术患者）的药品需求。

8）由专人负责储备药品的日常管理，定期检查药品的数量和质量并填写《药品质量检查记录表》，原则上确保药品保质期在1年以上。

9）实物储备的应急药品放置在指定的储存区域。温度和湿度应符合药品储存要求，并采用24小时自动监控，以保证储备药品的质量安全。

10）实物储备的麻醉药品、精神类药品和冷藏药品分别储存在保险库（柜）和冷藏室。麻醉药品和精神类药品存放区应有双人双锁管理，冷藏室应配备自动温控系统，以保证相关药品的质量安全。

（四）国际应急医疗队药品使用管理标准操作规程

1. 目的。

保障国际应急医疗队工作有序进行，保证药品质量，确保药品安全、有效使用。

2. 背景。

国际应急医疗队药品使用管理是应急救援药品安全使用的保障，药品管理应重点关注特殊药品，还应涉及药品库存盘点和临床用药退还过程。

3. 任务描述。

1）药品库存盘点：医疗队药师每天盘点当日药品调剂情况，包括剂型、规格和数量，填写《药品领用登记表》。计算剩余药品的剂型、规格和数量，填写《药品存货清单》。当某类药品短缺时，及时向医疗队队长报告以求补给。

当药品补给困难时，及时通知医生，使医生合理掌握药品用量或使用替代药品。

2）临床用药退还：原则上病房区域不存放大于2天用量的药品。患者出院或死亡后2天内将药品退回药房。药房接收退回药品时，应严格检查药品名称、规格、生产厂家、批号和有效期等。临床使用药品退回时，应填写《临床药物退还表》。需要特殊条件储存的药品不接受退还。

3）特殊药品管理：

（1）对麻醉药品和Ⅰ类精神药品，指定工作人员负责，储存于加锁保险箱内。

（2）对麻醉药品和Ⅰ类精神药品，建立专门的账册记录药品的日常使用。

（3）负责麻醉药品和Ⅰ类精神药品的工作人员根据麻醉药品、Ⅰ类精神药品管理原则，保证账物相符。

（4）原则上麻醉药品和Ⅰ类精神药品不允许借出。

（5）明确标识麻醉药品和Ⅰ类精神药品。

4）冷藏药品管理：冷藏药品应储存在温度可控的冰箱中，并根据类别存放。

药师每天定时检查冷藏设备的运行情况，填写《冰箱温度记录表》。如果设备不能正常工作或者温度没有达到设定范围，应及时修复。同时检查冷藏药品的质量，停用不合格药品，做好记录并汇报国际应急医疗队队长。

在调剂冷藏药品时，先审查处方，确认处方无误，从冰箱取出冷藏药品，交给护士或患者，提醒他们把药品储存在冷藏设备中，或尽快使用。

（五）国际应急医疗队接收捐赠药品标准操作规程

1. 目的。

建立国际应急医疗队接收捐赠药品管理标准，保障药品在应急医疗救援过程中的使用安全。

2. 背景。

药品捐赠是国际应急医疗救援的工作内容之一，规范的药品捐赠流程是应急医疗救援工作安全、顺利开展的保障。

3. 任务描述。

1）在国际应急医疗救援中，国际应急医疗队接收捐赠的药品应基于《WHO药品捐赠指南（2010）》。

2）国际应急医疗队应优先接收《国际应急医疗队药品清单》中所列药品的捐赠，未列入药品清单的品种不应超出《WHO基本药品目录》和《WHO

儿童基本药品目录》的范围。

3）根据应急救援任务的规模，捐赠方与国际应急医疗队协商捐赠药品数量，避免过度捐赠，浪费药品资源，增加管理成本。

4）捐赠方应提交捐赠药品清单和质检报告等相关材料。

5）药品捐赠应在受灾国和国际应急医疗队指定的组织进行。国际应急医疗队不得擅自接收其他组织或者个人的捐赠药品。

6）接收捐赠药品时，药师应严格验收捐赠药品，填写《药品捐赠登记表》。药品验收检查的注意事项如下：

（1）药品种类、数量应与捐赠方的登记表一致，药品质量证明材料应完整。

（2）药品的大、中、小包装标签应含英语标识。

（3）药品包装完好无损，没有任何污染。

（4）冷藏药品应提供相关材料，证明运输过程中的温度符合储藏要求。

（六）国际应急医疗队药品调剂与登记标准操作规程

1. 目的。

保障国际应急医疗队顺利开展药物治疗相关工作，确保患者用药安全、有效。

2. 背景。

药品调剂与登记是国际应急医疗队应急救援工作中药品使用前的必经阶段，规范的药品调剂与登记制度是药品安全使用的保障。

3. 任务描述。

1）总则：在应急医疗过程中，医生应使用统一的医嘱单/处方笺。国际应急医疗队药师需要根据医生开具的医嘱单/处方笺调配药品。医疗队药房调剂的所有药品均免费用于应急医疗。

2）审核。

（1）审核处方前记、正文和后记，保证内容明确、完整，并核验医生的处方权。

（2）药师应审核处方适宜性，审核项目包括：

①诊断、用药是否一致。

②用法、用量是否正确。

③剂型、给药途径是否合理。

④是否重复用药。

⑤是否有潜在的药物相互作用。

⑥是否注明患者过敏或皮试结果。

（3）注意事项。

①麻醉药品、精神类药品和医用毒性药品应遵守特殊药品使用规范。

②药师不得调剂不规范或者不能确定合法性的处方。

③当药师认为药品使用不合理时，应拒绝调剂，告知处方医生，并请医生再次确认或重新开具处方。未经授权，药师不得更改处方。

3）调配：

（1）在审核处方后，药师应按处方药品、剂型、规格、数量调配。急诊处方优先调配。

（2）药品调配后，在药品包装上书写或粘贴药品标签，内容包括患者姓名，以及药品名称、用法、用量。

（七）国际应急医疗队药品破损处理及报废标准操作规程

1. 目的。

规范国际应急医疗队对破损和报废药品的处置流程，保障药品使用和环境安全。

2. 背景。

药品破损和报废是应急医疗工作中常见的问题，妥善处置破损和报废药品是国际应急医疗队药品安全使用的重要保障。

3. 任务描述。

1）除特殊药品外，如有下列情形之一，必须处理：

（1）在运输、储存和调剂过程中损坏或过期的药品。

（2）冷藏药品中不符合冷链运输标准的药品。

（3）因特殊原因退回的药品，或不能保证质量的药品。

2）如果有药品需要报废处理，药师应将其归类为普通药品、细胞毒性和基因毒性药品、疫苗和血液制品。然后用有“医疗废物”标识的黄色塑料袋包装，贴上封条，并将类别、名称和“废弃药物”标签贴在表面，放在特定容器中，置于药房的安全位置。

3）国际应急医疗队药师填写《报废药品审批处理表》，由医疗队负责人审核批准。

4）国际应急医疗队《报废药品审批处理表》批准后48小时内，在另一名工作人员的监督下，按照以下步骤操作。

（1）普通药品：将固体药品和液体药品溶解于水中，与药品包装材料一起倒入30cm的深坑中，填埋并压实。

（2）细胞毒性和基因毒性药品：将药品与包装材料一起加热灭活，然后倒入 50cm 深坑中，埋在垃圾填埋场。

（3）疫苗和血液制品：将药品溶解在水中，药品与包装材料一起加热灭活，然后倒入 50cm 深坑中，埋在垃圾填埋场。

（4）报废药品的掩埋地点应远离生活区和水源。

在处理报废药品的过程中，药师应戴上口罩和防护眼镜，穿上工作服（包括鞋子、帽子和手套），确保安全。

5）麻醉药品、精神类药品、医用毒性药品等特殊药品，应当按照国家有关规定处理。

（八）国际应急医疗队未使用药品处理标准操作规程

1. 目的。

规范国际应急医疗队在国际救援结束后对未使用药品的处置流程。

2. 背景。

妥善处置国际应急医疗队救援结束后的未使用药品是应急救援药品安全使用的重要保障。

3. 任务描述。

1）药品捐赠处置：

（1）一旦完成救援任务，即可将剩余药品捐赠给受灾国当地卫生行政部门或其他国际应急医疗队。

（2）在进行药品捐赠时，药师应提交捐赠药品清单明细、质检材料和药品说明书。

（3）药师应检查药品，确保药品包装完好无损，没有任何污染。

（4）如果药品包装破损或药品质量不合格、检验不达标，则不能捐赠。

（5）药师应填写《药品捐赠登记表》。药品的种类和数量应当与受赠组织登记表一致，并确保药品质量和质检材料齐全。

（6）药品的大、中、小包装标签均应包含英文标识。

2）退回药品的处理：

（1）医疗工作完成后，不适合捐赠的剩余药品必须退回原单位应急药品储备部门。药师应检查、清点剩余药品，填写《未用药品登记表》。

（2）不符合以上条款的药品应按照《破损处理及报废操作规程》处置。

第三节　放射影像技术标准解读与建设经验

一、放射影像技术标准解读

世界卫生组织国际应急医疗队在放射影像技术方面的标准见表7－3－1。

表7－3－1　世界卫生组织国际应急医疗队在放射影像技术方面的标准

标准项目	第一类队伍	第二类队伍	第三类队伍
放射影像技术	无放射影像检查	基本的X线检查	X线检查、超声检查

国际应急医疗队提供影像诊断是基础要求，但必须遵从对技师和患者伤害最小的标准。国际应急医疗队需要有正当理由实施影像学检查（比如获益大于风险，放射剂量对技师、患者最低，使用遮挡物可将安全最大化，使用维护良好的放射设备，仪器在来源国安全使用）。在符合所有标准的基础上，国际应急医疗队可以选择提供高于最低标准的其他设备与仪器，但是必须时刻按照技术标准去实施与使用。

第一类国际应急医疗队无须提供影像学检查。

第二类国际应急医疗队提供基本的X线检查：需能拍摄四肢、胸部、骨盆、脊椎的普通X线片，其图像可以通过数字或胶片形式呈现。

第三类国际应急医疗队提供X线检查和超声检查：在满足第二类国际应急医疗队X线检查要求的基础上，还需具备超声检查能力。超声检查不需要打印胶片或储存图像，但是需提供一定质量的图像以供临床医生诊断。

二、放射影像技术标准建设经验

不同国际应急医疗队的工作流程和设备不同，因此建设方案不尽相同。下文给出了中国国际应急医疗队（四川）的放射影像技术标准规范性例文，以供参考。

（一）放射检查区建立

1. 目的。

快速、规范地建立国际应急医疗队放射检查区。

2. 背景。

建立符合放射防护安全要求的检查区能保障医疗队成员及患者免受不必要的辐射。

3. 任务描述。

1）放射检查区选址：位于医疗区边缘，紧邻门（急）诊区，远离国际应急医疗队生活区、当地居民区。

2）放射检查区基础建设部分：帐篷搭建、设备组装、放射防护装置安装依次进行。球管作用面背对其余医疗区域，面对医疗区外。

3）放射检查区网络搭建。

4）放射检查设备调试：确定设备是否能正常运转；选取不同密度的物品作为替代体模测试球管曝光参数；曝光测试的同时用辐射探测仪检测检查区周围辐射值。

（二）放射科应急医疗队X线检查报告书写规范

1. 目的。

规范X线检查报告书写。

2. 背景。

普通X线检查报告是根据普通X线检查所得到的全部信息，结合病史、体征和其他检查进行综合分析，提出诊断意见，以供临床参考。它是一份重要的临床档案资料，必须认真书写。

3. 任务描述。

一份规范的普通X线检查报告应包括以下几方面内容。

1）一般项目：患者姓名、年龄、性别，X线号，X线检查和报告日期，申请科室，门诊或住院号，病室和床号，X线检查方法，投照部位，照片张数，顺序等。以上项目应逐项详细完整填写。

2）描述部分：在按一定顺序全面观察的基础上，从X线检查所获得的全部信息中提取对诊断有价值的部分，对检查内容做简明扼要的描述记录。

(1) 描述内容分清主次，突出重点，先异常后正常，先主要疾病后一般病变。病灶描述要定位（发生部位）、定性（特征性阳性和阴性征象）、定量（数目、大小）。

(2) 应尽可能按一定顺序观察和描述，做到全面观察，详细记录，层次清楚，条理明确。应注意，对检查内容的观察要做到面面俱到，但报告书写除重点及异常征象外，其余内容只需“点到为止”，切忌处处长篇大论。

(3) 报告书写要做到字迹清楚、不涂改，语言精练，布局合理。这需要书写者有一定的写作能力。

（4）影像术语运用确切。书写时一定要使用影像术语，切忌使用病理术语，如肿瘤、溃疡等。

（5）不仅要描述异常征象，同时应针对临床提出的问题，对与诊断有关的阴性征象加以必要的描述说明。如临床怀疑消化道穿孔，腹部X线片必须描述说明有无气腹征象；如临床怀疑泌尿系结石，腹部X线片必须描述说明双肾区及输尿管走行区有无异常高密度阴影。

（6）复查时应与原片比较，重点对与原片不同之处加以描述。

（7）必要时绘以简图加以说明。将特征性征象绘制成线条图加以说明，使临床医生一目了然。图形应加以简单的注释，在恰当部位写上字或英文字母，绘图比例恰当，绘出毗邻关系，画面布局合理，线条清晰，标出体位。

3）诊断：应在全面观察的基础上，根据描述内容，以X线片表现为依据，结合有关的临床病史、症状、体征及其他检查，进行综合分析、逻辑推理，提出客观的诊断意见。病变描述尽可能做到定位、定性、定量。X线片表现典型，具有特征者为“肯定诊断”；临床表现典型，X线片表现缺乏特异性，但可符合临床诊断者，为“符合临床诊断”；临床和X线片表现均无特异性而难以诊断者，可提出建议。如同一患者有几种疾病可能，应把诊断明确的疾病放在首位书写。对于几种疾病，应把较严重的疾病放在首位书写。

4）提出建议。通过X线检查，对有下列情况者应提出建议：

①由于种种原因脏器显示不清者，建议复查。

②暂时不能明确诊断者，建议随访或观察。

③不能明确诊断，需进一步明确诊断者，如发现一叶肺不张，为明确肺不张原因，建议进一步做CT或支气管镜检查。

5）诊断医生签字，应用正楷字体签全名。

（三）放射检查区停电应急预案

1. 目的。

应对意外停电对设备及受检患者的影响。

2. 背景。

应急救援中可能会发生各种意外停电，明确意外停电情况下的应对措施，有利于保障放射设备的安全。

3. 任务描述。

1）放射检查组放射信息管理系统/医学影像存档与通信系统（RIS/PACS）必须配有不间断电源以防停电导致数据丢失。

2）发生各种意外停电时，首先要保证正在检查的患者的安全，要协助患者离开检查区。

3）立即向国际应急医疗队后勤保障组了解何时恢复供电。

4）根据停电时间长短，妥善做好等待检查的患者的安置工作。

5）确认供电恢复正常后，按操作规程恢复所有应正常运转设备的电源。

6）发现突然停电引起的设备故障，应通知维修人员，同时向国际应急医疗队队长汇报。若短时间内设备无法修复，队长应向世界卫生组织报告。

7）对于有预告的停电，国际应急医疗队指挥组或后勤保障组应提前告知放射检查组。放射检查组接到通知后做好相应准备，以保证患者和设备的安全。

（四）放射检查危急值报告制度

1. 目的。

使危急患者能得到及时的医疗处理。本文所列危急值仅包括X线检查可诊断疾病的危急值，X线检查不能诊断的不在其列。

2. 背景。

本文所指的危急值是指在放射检查中意外发现（临床已经诊断的除外），或超出预期的危急情况，如不给予患者及时有效的处理，可能危及患者生命或导致严重不良后果。

3. 任务描述。

1）放射检查需要报告的危急值。

（1）颈、胸段脊柱爆裂骨折和（或）脱位成角。

（2）张力性气胸、肺动脉栓塞。

（3）绞窄性肠梗阻。

（4）消化道穿孔。

（5）主动脉弓平面食管异物。

（6）大面积急性肺动脉栓塞。

（7）气管异物或损伤引起呼吸困难。

（8）胸腹主动脉巨大动脉瘤。

2）危急值报告流程和要求。

（1）电话或手持终端设备通知。按照顺序，确保1人接到通知。顺序如下：开单医生、值班医生和护士（工作时间：主班护士；非工作时间：值班护士），并要求被通知人回复。

（2）危急值报告记录，包括检查日期、患者姓名、住院号、床号、检查结果、通知方法、通知时间、报告人和接收人。

(3) 技师在检查过程中若发现患者不适，经医生诊断后根据患者病情轻重采取相应措施。

（五）放射设备故障应急预案

1. 目的。

保障放射设备能正常运作。

2. 背景。

国际应急医疗队可能会遭遇检查设备故障，明确各类故障情况下的应对措施，有利于检查的顺利进行。

3. 任务描述。

1）发生放射设备故障时，立即告知正在接受检查的患者，将患者移出检查室，以保证患者安全，同时做好解释工作。

2）通知维修人员，同时向国际应急医疗队队长汇报。如果短时间内无法修复设备，队长要向国家卫生健康委员会和世界卫生组织报告。根据排除故障所需时间长短，合理安排检查。

3）故障修复后，按操作规程恢复设备正常运转并做好相关记录。

4）通知患者来科室检查，优先安排原已预约待检的患者做检查。

（六）放射设备管理制度

1. 目的。

保障放射设备正常运转。

2. 背景。

放射设备为精密仪器设备，在国际应急医疗队中属大型医疗设备，健全的放射设备管理制度是放射设备正常运转的基础。

3. 任务描述。

1）由设备使用人员进行维护和保养。

2）专职人员负责对设备进行定期校正与维护，设备的维护与保养落实到人。

3）每日开机前确保机房环境条件（温度、湿度等）符合设备要求。开机后先检查设备是否正常、有无提示错误等，如有异常或报错必须先排除。

4）严格遵守设备操作规程，使用中遇到异常情况应立即切断电源，请机修人员检查和维修。

5）每日工作完后，及时清洗设备上的污物和血迹等。

6）每日记录设备运行状况。

7）待维修的设备应放置警示标识，以避免误操作。

8）无任务时期设备需要定期维护，维护情况要记录，设备供应商对设备的检修维护要有留底。

（七）放射患者紧急意外情况的预防和抢救预案

1. 目的。

及时、正确地处理放射患者的紧急意外情况。

2. 背景。

危重患者到放射科检查以及使用对比剂的患者均有可能发生意外，为保证放射患者医疗安全和医学影像诊断质量，增强放射科工作人员的医疗安全意识，防患于未然，制订放射患者紧急意外情况预防和抢救预案。

3. 任务描述。

1）放射检查区帐篷应紧邻门（急）诊帐篷。放射检查区帐篷内无急救车，发生紧急意外情况时，可使用门（急）诊帐篷急救车。

2）国际应急医疗队安排专人对放射科医生和技师进行急救培训。

3）熟悉危重患者抢救预案的内容，掌握危重患者的一般处理，熟悉对比剂常见不良反应，掌握对比剂过敏反应的应急处理，发生中度以上对比剂过敏反应须及时报告。

4）危重患者到放射检查区时，应有相关医生陪同，以保证患者安全。

5）在放射检查过程中，注意观察患者的生命体征，对于脊柱外伤患者，检查过程中应正确搬动，避免脊髓损伤。颅底骨折患者禁止摄颏顶位片。

6）危重患者抢救由急诊医生负责，放射科医生和技师协助。

7）使用对比剂后发生意外者，按照对比剂意外抢救流程进行抢救。

（八）甲类传染疾病及气性坏疽患者放射检查消毒隔离流程

1. 目的。

明确对甲类传染病（鼠疫、霍乱）及气性坏疽患者进行放射检查的处理流程。

2. 背景。

自然灾害造成了人与其生活环境间生态平衡的破坏，为传染病的流行创造了条件。放射检查是应急救援中重要的医疗检查，许多患者都需要接受放射检查。为了避免交叉感染，需要在放射检查区做好甲类传染病及气性坏疽的防控工作，对保护患者健康具有重要意义。

3. 任务描述。

1）检查前准备。

(1) 接诊医生通知放射检查区，放射科医生和技师做好检查前的防护准备。

(2) 放射科医生和技师协作在放射检查帐篷附近拉警戒线，同时通知防疫组协助配制含有效氯 2000mg/L 的消毒液。

(3) 检查的安排：根据患者具体情况完成相应检查项目。

2）检查中准备。工作人员根据具体情况穿戴防护用品，如隔离衣、口罩、护目镜等。做好标准预防及额外预防，加强手卫生、手消毒，注意接触隔离和飞沫隔离。

3）检查后消毒。患者检查完毕离开放射帐篷后，配合防疫组做好检查室及隔离区域的清洁消毒工作：桌面、检查床、门框及地面均用含有效氯 2000mg/L 的消毒液擦拭或拖扫；患者用过的医疗废物及生活垃圾、工作人员用过的防护品等均用双层黄色医疗垃圾袋盛装，并用封口绳系牢后由防疫组立即送至医疗废物处理点。使用移动式空气消毒机对放射帐篷进行空气消毒 2 小时。

（九）放射检查区网络故障应急预案

1. 目的。

应对网络故障对放射检查工作的影响。

2. 背景。

目前国际应急医疗队信息化程度较高，一旦网络发生故障，将影响正常工作，必须提前做好应对准备。

3. 任务描述。

1）放射科 PACS 最好有双机热备系统，一旦主系统遇到故障或受到攻击，保证备用系统能及时替代主系统提供服务。

2）当 RIS 或 PACS 发生故障时，可采用电脑单机登记并及时检查和出具诊断报告。也可采用手工记录，及时检查和出具诊断报告。不能因为 RIS、PACS 发生故障而停止患者的检查，尤其要优先保证急诊患者的检查。

3）RIS、PACS 故障排除后，将手工记录的信息完整、准确地输入系统。

（十）X 线碘对比剂造影规范

1. 目的。

规范 X 线碘对比剂造影操作。

2. 背景。

本文所指的X线碘对比剂造影，仅包括必要情况下实施的两种简易造影检查：窦道和瘘管造影、食管造影。所用对比剂为说明书允许进行口服造影的碘对比剂。

1）窦道和瘘管造影：此处窦道和瘘管指创伤后或感染后体表至体内形成的窦道和瘘管，体表无开口的窦道和瘘管不在此检查范围。

2）食管造影：对创伤后怀疑食管断裂、食管气管瘘、食管纵隔瘘、食管胸膜瘘的情况进行造影检查。

进行造影检查的目的是为外科手术治疗提供一定的依据。

3. 任务描述。

1）摄影前准备。

（1）认真核对X线检查申请单，了解病情，明确检查目的和摄影部位。检查目的、摄影部位不清楚的，应与临床医生核准确认。

（2）开机预热，拟定并调整摄影条件。

（3）去除患者受检部位可造成伪影的衣服和饰物。

2）窦道和瘘管造影检查。

（1）适应证与禁忌证。

①适应证：了解窦道和瘘管位置、走行、范围、形状、与邻近器官的关系等。

②禁忌证：窦道、瘘管有急性炎症，有碘对比剂过敏史。

（2）造影前准备。腹部窦道或瘘管造影前需做清洁灌肠和排尿。器械准备：治疗盘（包括酒精、胶布、碘酒、棉签、棉球、无菌纱布、镊子、止血钳、20ml和50ml无菌注射器各一个），与窦道、瘘管相应粗细的导管。药品准备：碘对比剂。

（3）操作技术。患者卧于摄影台上，窦口或瘘口向上。做体位引流或局部挤压，力求使瘘管或窦道内分泌物全部排出，便于对比剂充填。窦口或瘘口局部清洁消毒，将相应粗细的软管插入窦道、瘘管内，用胶布和无菌纱布固定封闭窦口或瘘口。对比剂用量以注满窦腔或显示出瘘管内口为准。注药完毕，保留导管，窦口或瘘口放置标志物（金属物），然后清除外溢的对比剂即可摄片。

3）食管造影检查。

（1）适应证与禁忌证。

①适应证：了解食管形态和完整性。

②禁忌证：食管急性炎症。

（2）造影前准备。药品准备：碘对比剂（药品说明书允许口服）。

（3）操作技术。设备按胸部正位摄影技术要求准备，患者取站立位或卧位，缓慢吞服碘对比剂，边吞碘对比剂边拍摄，间隔时间摄片。

第四节　消毒灭菌技术标准解读与建设经验

一、消毒灭菌技术标准解读

世界卫生组织国际应急医疗队在消毒灭菌技术方面的标准见表7-4-1。

表7-4-1　世界卫生组织国际应急医疗队在消毒灭菌技术方面的标准

标准项目	第一类队伍	第二类队伍	第三类队伍
消毒灭菌技术	基本的高压蒸汽灭菌	全部手术器械高压蒸汽灭菌，并且可追溯源头	同第二类队伍

开展手术治疗的国际应急医疗队需具备一套消毒灭菌流程与用具，包括有效的清洗、蒸汽灭菌、高压灭菌。除了蒸汽灭菌和高压灭菌，设备及手术器械所需的其他需要消毒灭菌措施需按照相关指南进行。

第一类国际应急医疗队需提供基本的高压蒸汽灭菌；第二、三类国际应急医疗队需提供全部手术器械高压蒸汽灭菌，并且可追溯源头。

二、消毒灭菌技术标准建设经验

不同国际应急医疗队的工作流程、消毒灭菌设备和技术不同，消毒灭菌技术标准不尽相同。下文给出了中国国际应急医疗队（四川）的消毒灭菌技术标准规范性例文，以供参考。

（一）清洗消毒供应帐篷岗位设置与职责

1. 目的。

确保消毒供应工作顺利有序开展，安全地重复使用诊疗器械、器具。

2. 背景。

在执行应急救援任务期间，为保障消毒供应工作有序开展，方便工作安排与任务执行，需指定岗位和职责。

3. 任务描述。

消毒供应工作设置两个岗位，回收处理岗和灭菌发放岗。

1）回收处理岗（回收、分类、清洗、消毒、干燥）。

（1）负责可重复使用诊疗器械、器具、物品的回收清点、分类、登记及汇总。

（2）负责可重复使用诊疗器械、器具、物品的清洗、消毒、干燥。

（3）负责清洗机清洗质量的监测和记录。

（4）负责清洗用水、消毒液浓度的监测和记录，确保清洗用水的质量。

（5）负责医疗废物的分类、交接登记及锐器盒的处理。

（6）负责仪器设备日常的维护和保养。

（7）保持工作区域干净、整齐。

2）灭菌发放岗（检查、包装、灭菌、储存、发放）。

（1）负责可重复使用诊疗器械、器具、物品的整理、清点、包装。

（2）负责可重复使用诊疗器械、器具、物品的装载、灭菌及卸载。

（3）负责灭菌物品的整理、发放及记录。

（4）负责灭菌设备性能的检查与监测。

（5）负责灭菌物品的物理、化学、生物监测及相应资料的归档。

（6）负责仪器设备日常的维护和保养。

（7）保持工作区域干净、整齐。

（二）清洗消毒供应帐篷工作流程

1. 目的。

规范清洗消毒供应帐篷工作流程。

2. 背景。

在国际应急医疗队执行任务期间，会产生大量使用后的器械、器具和物品，消毒供应即将可重复使用的诊疗器械、器具和物品进行再处理以保障诊疗工作的正常进行。

3. 任务描述。

1）污染物品回收流程：个人防护→准备用物→清点查对→回收记录→进一步处理。

2）污染物品手工清洗流程：手工清洗器械→耐湿器械流水冲洗→多酶清洁剂洗涤→漂洗→消毒→终末纯水漂洗。

3）特殊感染手术器械清洗处理流程：回收时粘贴醒目标识并注明污染类型→交接登记→气性坏疽污染物用含有效氯 2000mg/L 的消毒液浸泡 30 分钟、

朊毒体污染物用 1mol/L 氢氧化钠溶液浸泡 60 分钟→进入相应清洗流程。

4）台式超声清洗机使用标准操作流程：开机前检查排水阀是否关闭，配制多酶清洗液→打开电源→按加温键设定温度→排气→器械放置在水面下，盖好盖子，按下启动键，时间设定为 5~10 分钟→清洗完毕，关闭电源开关，打开排水阀排水→清洁超声清洗机和用物。

5）医用洗消槽操作流程：洗消槽检查→流动水冲洗→配制溶液→酶洗→流动水冲洗→终末纯水漂洗→排水。

6）器械包的包装流程及质量要求：规范着装→洗手→根据清单打印标签→检查器械、器具、物品清洗质量和功能状态→使用水溶性润滑油保养，使用保护套保护精密器械→根据手术需要科学合理地串装或摆放→选择与器械相匹配的有孔篮筐盛装手术器械，放置内置清单、包内化学指示卡等→根据器械包大小选择适宜的包装材料，如无纺布、纸塑袋、消毒盒、皱纹纸、纺织品等→规范包装后贴上包外标识。

7）B 型蒸汽灭菌器标准操作流程：打开设备电源，电源开关拨到“1”→打开灭菌器门，取出灭菌架→清洁灭菌器内壁→检查门封圈是否正常→检查纯水箱水位是否在水位线上，检查过滤网是否有杂质→检查打印机是否正常→将待灭菌物品合理装入灭菌架→根据灭菌物品种类选择相应程序，启动灭菌器→灭菌结束后根据屏幕提示打开灭菌器门→操作人员带好手套或其他防护用具，取出灭菌物品。

8）无菌物品发放管理流程：检查物理记录→卸载物品→包外标识检查→包内化学指示卡检查→冷却 30 分钟→检查有无湿包、破包→清点、核对→记录、签名→再次核对并发放。

9）快速生物阅读器标准操作流程：个人防护→检查核对效期、批号→取出对照管并挤碎内部试管→培养对照管→取出 PCD 内指示剂并挤碎内部试管→培养实验管→取下个人防护→记录、签名。

10）压力蒸汽灭菌器质量检查追溯记录：灭菌结束→检查物理监测结果→检查化学指示卡监测结果→粘贴监测记录→记录灭菌信息。

11）灭菌器故障应急预案：灭菌器故障发生→查找原因并汇报→召回已发放的灭菌物品→通知人员维修→查找原因→记录。

第八章　世界卫生组织国际应急医疗队（第三类）后勤保障标准解读与建设经验

第一节　后勤保障标准解读

世界卫生组织国际应急医疗队在后勤保障方面的标准见表 8−1−1。

表 8−1−1　世界卫生组织国际应急医疗队在后勤保障方面的标准

标准项目	第一类队伍	第二类队伍	第三类队伍
后勤保障能力	门诊需要的设施可自我供给	门诊及住院需要的设施可自我供给	门诊、住院及危重症需要的设施可自我供给

虽然世界卫生组织在后勤保障方面的标准较为简单，但具体实施起来相当复杂，因为每个队伍都有自己的保障方案，而不是根据统一标准。

国际应急医疗队到达突发灾害区开展工作需自给自足。因国际应急医疗队的分类、规模不同，其所需自备的物品也不同。拥有强大的局部供给系统、有计划、对当地经济有积极意义的国际应急医疗队经允许可以在自由市场内获取所需物资，这也可以称为自给自足。不具备此类运作能力和经验的国际应急医疗队需通过携带内部所有成员切实所需的物品以实现自给自足。任何达不到完全自给自足要求或需要当地政府特殊帮助的国际应急医疗队，需要适时清楚地表达需求，让当地政府知晓应该提供什么物资。

国际应急医疗队需清晰表达他们是否能自行提供救治、管理的相应设施，或者有没有相应设备。第二、三类国际应急医疗队应重视自身后勤需求。在所有的卫生保健应答计划中，自给自足并不意味着孤立的医疗服务，不接受也不涉及来自其他国际应急医疗队或当地卫生系统的患者。

医疗器械、药品的再补给是国际应急医疗队需要考虑的重要问题，特别是对于那些长时间驻扎的国际应急医疗队。那些到达时符合标准，但在任务执行中因薄弱的内部后勤管理而致降低标准的国际应急医疗队是不被认可的。虽然可能一些因素超出了可控范围，但是仍需随时符合最低标准，否则，国际应急医疗队应向当地卫生部门建议或计划组织撤离。

国际应急医疗队必须确保团队成员在安全环境下开展医疗工作，以及具备安全风险管理系统。

国际应急医疗队整体所需物品的基本要求如下：

一、水

有足够的水能满足所有队员生存所需，包括接触不同患者或咨询者期间的洗手水。指南中每人每天需 60～100L 水。

二、光照、能源

能够提供足够光照和能源以支持临床病区、器械、设备以及人员生活区域的需求。常规来说，国际应急医疗队难以在突发灾害区获取可靠的能源供给。

三、食物

保障所有人员有充足的食物，食物可以来自进口或在确保不影响当地食物供给的情况下使用当地食物补给。

四、场所

人员有足够的休息场所安排睡觉，且该场所须与医疗工作地有适当的距离。

五、医疗和普通垃圾处置

普通固体垃圾需安全处理，不能对环境产生负面影响。国际应急医疗队的医疗垃圾可能对当地人群产生危害，因此国际应急医疗队有责任安全处理所有来自国际应急医疗队的医疗垃圾。

受污染的非锐器废物和锐器必须从普通废品中分离，单独存放在有黄色标记的适合且可靠的容器内，然后特殊处理。

六、环境卫生

国际应急医疗队须有保持自身环境卫生和处理排泄物的管理规定。不同类型的国际应急医疗队，需具有符合当地文化背景的、供患者等候和使用的盥洗室管理规定，相关规定应考虑符合当地文化背景，且需与当地进行协商。

七、人员与设备运输

国际应急医疗队需清楚陈述有关如何到达灾区和协定的工作区域的计划。国际应急医疗队需要安排或要求受灾国政府协助人员与设备的运输。

八、通信

所有的国际应急医疗队须具备强大的通信系统。如果没有通信系统，国际应急医疗队将持续独立于任何卫生部门合作框架。在任务中，通信技术必须支持任务执行。国际应急医疗队需要1种以上的通信系统（如手机与卫星电话）。国际应急医疗队不能单纯只重视与自己国家的通信联系，还要确保能与当地卫生部门、紧急指挥处等取得快速联系，在当地健康医疗相关部门与国际应急医疗队之间建立可以运作的卫生咨询网络。国际应急医疗队的工作任务之一就是通过邮件、传真或其他方式向相关卫生部门汇报工作。鼓励使用通信设备与其他国际应急医疗队，国内、国际专家沟通交流。远程医学在灾害救治中的充分发展将使更多人获益。

第二节 中国国际应急医疗队（四川）后勤保障能力建设经验

不同国际应急医疗队的工作流程和后勤保障的设备、物资及情况不同，后勤保障方案不尽相同。本节列出了中国国际应急医疗队（四川）的部分关键后勤保障操作流程，以供参考。

一、帐篷医院净水、供水系统标准操作流程

（一）目的

规范中国国际应急医疗队（四川）的生活饮用水的原水采集、净化处理、净水输送流程，确保国际应急医疗队饮水水质安全、卫生。

（二）背景

国际应急医疗队在野外遂行救援任务的过程中，洁净的饮用水是非常重要

的生存保障。每天全队队员及患者需要大量的水，安全洁净的饮用水是国际应急医疗队帐篷医院的必要保障。国际应急医疗队通过净化水处理设备对地表水源进行净化处理，达到《饮用净水水质标准》（CJ 94－2005），满足全队队员及患者用水需求。

（三）任务描述

1）国际应急医疗队后勤保障组主要负责帐篷医院生活饮用水的供应保障及运行、管理工作。

2）主要工作。

（1）取水：

①确定地表水源取水地，利用水质检测仪进行取样检测，水源取水地水质应相对洁净，周边环境无污染源。

②水源取水地位置确定后应设立标识并安排专人进行必要保护，避免水源被破坏或污染。

③利用潜水泵抽取水源水至原水水袋进行沉淀，潜水泵一备一用，可利用液位控制装置设置成自动运行。

（2）净化处理：

①连接调试水处理净化设备，原水水袋加压→水处理过滤系统→反渗透系统→消毒系统→饮水水囊贮存。

②水处理后的水质由防疫组负责定期进行检测，净化处理后的水应满足《饮用净水水质标准》（CJ 94－2005）的要求。

（3）管网连接：

①规划用水点，合理配管，确定管网铺设路线等。

②铺设管网至各用水点，管网应避开主要通道，以避免因踩踏而破损，确保连接处牢固可靠。

③管道增压泵设置在饮水水囊出口处，每个饮水水囊出口设置一台，末端压力应大于 0.2MPa。

（4）水处理净化设备运行管理：

①后勤保障组队员应密切关注原水、净水水质，保证水质达标。

②每 2 小时对水处理设备、水泵、水囊及管网进行调试检查。

③每 2 小时对整个水处理系统进行巡视检查，填写巡检记录表。

二、帐篷医院食物配给标准操作流程

（一）目的

规范中国国际应急医疗队（四川）后勤保障组工作流程，使其能卫生、方便、高效地供应食物，为帐篷医院开展医疗工作提供食物保障。

（二）背景

国际应急医疗队帐篷医院在野外遂行救援任务时，每天救援人员、患者及其家属都需要大量的食物供给，后勤保障组应保障救援人员、患者及其家属等的基本生活需要。

（三）任务描述

1）国际应急医疗队后勤保障组负责帐篷医院所有人员的食物的准备、转运、暂存、加工和制订饮食计划等工作。

2）根据国际应急医疗队人员配备以及每人每天需要的食物量和救援时间（一般按 2 周计）准备相应的食物清单，具体包含 15 天的快熟食品、15 天的干杂调料和12 天的烹饪原料。

3）操作执行厨房操作流程。负责厨房设备安全、卫生及就餐环境清洁。

（1）供应前的准备：检查炉具及其他设备是否完好；检查厨具、餐具及调味品有无损坏和变质；快速组装炉具及其他设备；检查食品在运输过程中有无损坏和变质；检查水源、电源是否到位；检查就餐环境是否安全、卫生，桌椅是否安装到位。

（2）饮食制作及供应：启动炉具及其他设备后再次检查是否运转正常。再次确认食品卫生、安全；确认完好后应安全、快速地制作食品，及时供应到位；在制作食品时严格遵守食品卫生安全制度；制作好后，放置于食品保温设备中，运送至就餐地点。

（3）餐后清洁卫生：所有人员就餐完毕后，要打扫就餐环境，清洗炉具、餐具及个人用具；剩余食物要集中冷藏处理；要做好厨房和就餐环境及个人清洗消毒工作。

4）垃圾处理：剩余食品垃圾要分类处理，一次性餐具要装入垃圾袋中，由后勤保障组统一处理。

5）日常维护：定期维护炉具及其他设备的清洁，定期检查食品有无损坏、变质。

三、帐篷医院的安保管理

（一）目的

保障国际应急医疗队人员野外救援时营区内外的安全。

（二）背景

国际应急医疗队帐篷医院在野外遂行救援任务时，救援人员和患者人数较多，周边环境复杂，安保形势严峻。

（三）任务描述

1）国际应急医疗队后勤保障组负责野外帐篷医院所有人员的安保等工作。

2）根据国际应急医疗队人员配置 2 名安保人员，并配备必要的安保装备，制订现场的安保管理制度流程。

3）安保管理制度流程。

（1）成立安全管理组织和应急分队，建立应急防御体系，严格落实备战值班制度，严格执行干部待岗和查哨制度。

（2）组织涉外人员学习涉外守则，遵守国际惯例，严守外事纪律，维护国家尊严，树立良好形象。

（3）定期组织安全形势教育，了解任务区的社情、民情，及时通报任务区的安全形势，克服麻痹思想，增强安全意识。

（4）制定完善的安全防范培训机制，掌握发生危险时的逃生方法和路径，学会必要的野外生存本领。

（5）进入任务区后及时组织人员对社情、地形、环境实施侦察，根据营区地形确定疏散路线和隐蔽位置，加强对营区重要目标的警戒，制订、完善各项防卫预案。预案制订后，要组织分队进行隐蔽疏散、紧急撤离、应急防御等项目演练。

（6）熟练掌握警用装备的使用方法，定期维护、保养警用装备，确保其处于功能状态。装备管理应由专人负责，定期检查，责任到人。

（7）在任务区内需加强与战区司令部的联络、沟通和协调。医疗分队在外出执行救治任务和巡诊任务时，可要求战区司令部派出武装力量进行防卫警戒，分队队员自身需携带装备和通信工具，做好自身防卫。

（8）负责营区消防器材的配备与管理，确保其处于完好状态；负责消防器材使用方法的培训工作。

（9）不定时对营区进行安全巡逻，发现问题立即整改，完善重点部位和关键岗位的安全巡查制度，做好营区安检工作，严禁住宿人员携带易燃、易爆、有毒物品等进入营地。

（10）服从营区最高指挥统一领导，完成上级交办的其他工作。

四、帐篷医院污水处理系统标准操作流程

（一）目的

规范国际应急医疗队帐篷医院污水的收集、消毒处理、排放，处理后的水达标排放，产生的污水无害化处理，避免污水给受援地区造成污染。

（二）背景

国际应急医疗队在野外遂行救援任务的过程中，每天产生的医疗污水需要进行收集集中处理，达到《医疗机构水污染物排放标准》（GB18466－2005）的预处理排放要求，生活污水直接排放即可。

（三）任务描述

1）国际应急医疗队后勤保障组主要负责野外帐篷医院污水收集、消毒处理、排放工作。

2）系统工艺流程：

（1）主体工艺：医疗污水→收集水囊→格栅→污水处理设备（投药消毒）→水囊→检测→排放。

（2）消毒工艺。

（3）医院污水采用预处理标准，一般采用沉淀加消毒处理的方法，医疗污水经消毒后排放。

3）主要工作：

（1）污水收集：洗手装置、患者冲洗池、手术及重症帐篷产生的医疗污水通过管路接入污水收集水囊。

（2）污水处理：启动、调试污水处理设备，处理后的污水进入污水收集水囊暂存，由卫生防疫组对水质进行检测，达到排放标准后排入河流下游。

（3）排放：排放口应远离水源地，距离营区大于20m，排放口设置标识。

（4）污水处理设备运行管理：卫生防疫组应每天抽样检测处理后的污水，以保证其达标排放，避免给受援地区造成环境污染；每2小时对污水处理设备及管网进行巡视检查，并填写巡检记录表；队员在接触污水处理设备时应做好必要的安全防护。

五、帐篷医院生活废物处理标准操作流程

（一）目的

规范国际应急医疗队生活废物的收集、转运、暂存和处理，避免污染环境。

（二）背景

国际应急医疗队在野外遂行救援任务的过程中，每天会产生大量生活废物，需要及时处理，避免对环境造成污染，危害相关人员身体健康。

（三）任务描述

1）国际应急医疗队后勤保障组负责野外帐篷医院生活废物收集、转运、暂存和处理等工作。

2）主要工作。

（1）收集：

①医疗废物与生活废物应分开存放。

②隔离帐篷产生的生活废物，视为医疗废物，并按照医疗废物进行处理。

③帐篷医院各生活区设立生活废物收集点，使用加厚黑色垃圾袋收集。

（2）转运与暂存：

①垃圾袋装到包装物或者容器的 3/4 时，相关工作人员应当使用有效的封口方式将垃圾袋封口，确保垃圾袋封口紧实、严密。

②封口后若发现包装物破损，应增加一层垃圾袋并再次封口。

③运送人员每天定时从生活废物产生地点将生活废物打包装入转运车，送至生活垃圾处。运送时间为早上、晚上各一次，运送路线应少占用清洁通道。

④生活废物与医疗废物不得混装及同时运送。

（3）处理：

①通过联系当地政府、救援指挥中心等，确定生活废物处理方式。

②一般情况下，如果当地的垃圾处理厂还能运作，则运送到垃圾处理厂进行处理。如果不能运作，按当地政府或救援指挥中心统一安排，进行焚烧或填埋。填埋场地应远离居民安置区和饮用水水源处。

③生活废物自行处理时使用汽油焚烧后填埋。

六、帐篷医院排泄物处理标准操作流程

（一）目的

规范排泄物的收集和处理，避免污染环境。

（二）背景

国际应急医疗队在野外遂行救援任务的过程中，每天会产生大量的排泄物，其中含有大量致病菌，如果处理不当，将会对帐篷医院周围环境造成污染。加上救援地区基础设施在灾难中大面积受损，严重削弱了对排泄物的处理能力，更加需要国际应急医疗队加强对排泄物的管理，防止危害受援地居民身体健康的情况发生。

（三）任务描述

1）国际应急医疗队感染管理组负责野外帐篷医院排泄物管理工作。

2）主要工作。

（1）规划野外帐篷医院厕所帐篷分布。

①普通患者由应急医疗队队员指引至医疗营区厕所帐篷，如果患者不能移动，可使用坐便器，由患者家属或帐篷负责人将排泄物倒入马桶，并清洗坐便器。

②隔离病区厕所为肠道传染病患者及其他隔离帐篷患者专用。

（2）指导并监督各营区粪便收集。

①后勤保障组安排队员轮值，每天清洁厕所并收集粪便，时间为 8 点、14 点、18 点。

②当值队员每天定时从马桶内将一次性卫生袋取出、打包放入转运车送至暂存地。其他队员发现粪便接近一次性卫生袋容积的 2/3 时，应立即通知轮值人员及时转运。

③肠道传染病患者及其他隔离帐篷患者排泄物需单独收集，并在外包装贴上标签。

④每天运送结束后，应当对运送工具进行清洁、消毒。

（3）指导并监督各营区粪便处理。

①轮值人员收集粪便时，将粪便与漂白粉按 5∶1 的比例充分搅匀后，打包送至营区暂存地，集中填埋。

②肠道传染病患者的排泄物须单独收集，先用含氯消毒剂消毒，有效氯含量达 1000mg/L，搅拌后作用 2 小时后再打包、填埋。

③填埋场地应远离帐篷营区、居民安置区、饮用水水源处。

④如果当地政府能够协助处理粪便，则每天最后一位轮值队员负责与当地处理人员进行交接。

（4）注意事项：

①如果当地政府能够协助处理粪便，则每天轮值人员负责与当地处理人员进行交接。

②如果当地政府不能进行粪便处理，则每天轮值人员负责粪便填埋工作。

七、帐篷医院发电、供电标准操作流程

（一）目的

规范国际应急医疗队发电、供电，为帐篷医院开展医疗工作提供保障。

（二）背景

国际应急医疗队在野外遂行救援任务的过程中，需要保证电力供应稳定可靠，以利于救援工作的开展。但受条件限制，一般情况下无市政供电可用，因此，须要通过柴油发电机组发电的方式向帐篷医院供电。

（三）任务描述

1）国际应急医疗队后勤保障组负责柴油发电机组储存、运输和现场管理工作，制订发电、供电标准操作流程，负责发电机组负荷运行后的巡视检查以及其他现场安装接线工作。

2）发电、供电操作流程。

（1）开机前的准备。

检查发电机组有无器件松动，有无“跑、冒、滴、漏”等情况→检查机油液位是否在规定的油面位置范围→检查冷却液是否正常→检查燃油（柴油）是否足够支撑机组运行→检查电启动系统接线是否正确且牢固→检查启动电瓶是否正常→检查发电机输出开关、各负荷回路开关是否处于断开状态→检查发电机仪表是否正常。

（2）开机及运行。启动发电机，启动后及时检查其声音、振动等情况是否正常→检查发电机各仪表指示是否正常→发电机组运行正常后，合上发电机开关和负荷开关，开始带载运行（先合发电机输出开关，再合配电箱总开关，最后合负荷支路开关）→带载运行后，立即检查发电机运行参数是否正常，检查各开关、仪表、信号指示、电气接点等是否正常，运行后不断巡视检查。

（3）停机。通知负荷端停止使用用电设备→断开负荷支路开关→断开配电

箱总开关→断开发电机输出开关→空载运行 3~5 分钟后停机。

3）发电机日常维护：每月试机 1 次，空载时每次试机不超过 15 分钟，检查运行参数是否正常；新机运行满 50 小时后至少更换一次机油，之后每运行满 250 小时至少更换一次机油。

4）电工值班人员每隔 2 小时需对发电设备、配电箱、电线电缆、终端等进行巡视检查，适时进行油料补充，并对电压、电流等参数进行监测并做记录，填写巡检记录表。

5）应急处理办法。

（1）当发电机组发生故障不能正常工作时，立即将备用发电机组投入使用。

（2）若备用发电机组无法满足需要，则使用所带负荷为非重点用电负荷的闲置发电机组供电。

（3）若发电机组损坏较多，供电能力不足，采用压负荷的方式，减少非重点负荷用电，将发电机组用于向帐篷医院医疗业务供电。若压负荷后仍然无法满足用电需求，则申请撤离救援地。

（4）到达救援地后，立即联系当地政府就机油、柴油供应问题进行沟通，以保证用油。

八、帐篷医院物资运输流程

（一）目的

保障国际应急医疗队有效运转，保证国际应急医疗队物资能够在接到任务指令后的 6 个小时内，从国际应急医疗队物资仓库快速、安全装运到机场指定位置，以便于航空运输。

（二）背景

国际应急医疗队的救援物资包括医疗类设备、器械、药品，后勤保障类装备、设施，通信保障类器材，生活保障类物品等。平时以航空运输箱分类装载，由后勤保障组指派专人进行日常维护与管理，保证所有物资处于备用与待运状态，一旦需要，能够紧急调用。

（三）任务描述

1）接到上级卫生行政主管部门任务指令后，应急指挥组通知后勤保障组组长启动装运流程。

2）后勤保障组组长组织组内队员，在应急指挥组协助下，协调全体队员开展装运工作，包括根据已经明确的救援地域特点和灾情特点，确定物品清单和运输箱组。

3）后勤保障组协调员联系与医院已经签署有装运协议的物流公司，按协议内容，在规定的时间节点内安排装运。

4）后勤保障组组长组织相关队员，负责将运输箱转运到装载区，各箱体按功能单元转运，顺序为：

（1）生活保障物资。

（2）住宿帐篷。

（3）后勤帐篷。

（4）医用帐篷。

（5）后勤物资。

（6）门（急）诊装备。

（7）手术设备。

（8）住院设备。

（9）药品和医用耗材。

5）物流公司到场后，负责按装车顺序将装载区的箱体有序装载上车，安全转运至机场指定位置后，按与上述相反的顺序卸载，分类存放，以便于航空装运。

6）后勤保障组组长指派专人跟车协助装运和卸载。

7）转运过程和完成情况由后勤保障组组长向应急指挥组及时报告。

8）装备物资运输装卸实施方案。流程如下：

（1）需求统计。统计各类物资的体积、重量，并进行记录。

（2）运输装卸原则。根据运力确定携带装备物资数量：所有装备物资进行模块化集成，集成过程中重点考虑第一批运出物资运输限制，严格控制货物重量不超过 8.4 吨，体积不超过 45.1m^3；其他物资按照国家卫生应急移动医疗救治中心运营需要，分为必带装备物资和选带装备物资，根据不同飞机货仓尺寸设计运输预案，执行任务时根据运力情况抽组。

配置适宜装置减轻装卸工作负荷：配置一定数量的适合航空运输的装卸装置，以减轻应急医疗队队员装卸工作负荷，保存体力战斗。

（3）环节及流程设计。国家卫生应急移动医疗救治中心运输装卸包括以下三个环节：医院应急库房→运输车→出发机场；目的地机场→运输车→灾难救援现场；营区展开→摆放→连接。撤回时则逆流程执行。

①医院应急库房→运输车→出发机场。委托物流公司，将库房物资整托盘

装车，运抵机场。由物流公司及机场工作人员将物资从托盘取出，转运至空运托盘或装入机舱。装卸时，尽可能根据标识编码按组分类码放，同时根据标识编码注意装卸次序。物流公司负责将库房转运托盘运回医院。

②目的地机场→运输车→灾难救援现场。由机场工作人员及当地物流公司负责装卸货物至运输车，装卸时注意分组，同组物资尽可能放到一辆运输车上。注意装卸次序，如装卸装置（叉车、平板车等）最后装车，以方便卸车时第一时间将其卸下，再利用装卸装置卸载其他物资。

③营区展开→摆放→连接。所有装卸物资车辆到达目的地后，由应急指挥组人员统一指挥，按既定方案指挥相关车辆开到目的地。各组人员开始卸载物资，卸载物资时分类码放。

九、信息化系统建设方案

（一）建设目标

信息化系统建设涉及的业务流程与规范既要满足国内应急救援需求，还要满足执行国际救援任务要求。硬件设备符合帐篷医院装备模块化、移动便捷化、功能集成化的要求。软件不仅要符合国内外紧急救援规范标准要求，还需具备一定的先进性、前瞻性。另外，系统建设应充分考虑系统集成性，可以对外开放标准协议，以及提供标准 API，基于 XML 的 web service 接口，保证系统集成方便，能随需扩展。

同时，为了保障设备在灾害现场的正常使用，需适应各种复杂和艰苦的现场环境，设备的选取也应当考虑多种情况，具体内容如下：

1）实用性：实用性是设备选择的基本原则。为了提高项目的成功率，从帐篷医院指挥通信信息化的实际需求出发，对系统工程进行全面规划，采用现代化的理念和技术，使系统的设计合理化、科学化，达到低投资、高效益的目的。建成先进系统，适应未来发展，并具有强大的扩展潜力。实用性的衡量标准主要有：功能是否完整；是否易于使用；功能是否满足要求。

2）先进性：需考虑业务扩展带来的使用者和数据量的剧增。信息化系统为综合系统，针对各子系统应有很好的兼容性，统筹各种因素，预留外接接口，构成一个有序的安全管理系统。

3）规范性：信息化系统建设应遵循相关的国家标准和行业标准，符合业务规范和未来发展趋势。开发过程的控制、开发技术的管理、系统编码、文档编写及提交均应做到规范化，并遵循相应的国内外标准。

4）易用性：提供友好的用户操作界面，具备直观易用的人机交互界面、系统维护界面和与上下文有关的在线帮助。

5）安全性：采用多种安全管理机制，保障数据在存储、检索、提取、发布和管理等各个层面的安全性。采用多种手段防止各种形式与途径的非法破坏，建立健全各种保障措施，以保障系统在极端环境下能够正常运行。系统需在应用层面提供对数据的保护，保护数据的完整性、保密性、抗抵赖性，需提供所见即所得的痕迹管理功能。

（二）建设要求

1）在常规通信传输手段无法使用的情况下，为救治现场所有队员提供卫星定位、实时图像语音、外出勘探回传等通信服务，现场指挥中心能实时掌握队员位置。

2）在常规通信传输手段无法使用的情况下，应快速搭建前方帐篷医院与后方的紧急通信通道。

3）在常规通信完好的情况下，利用 4G 通信网络为帐篷医院与后方提供远程医疗及视频服务。

4）为帐篷医院营地提供一套完整的通信网络解决方案。

5）为帐篷医院提供一套功能完善的信息系统。

6）建立前方与后方紧急救援指挥与服务体系及规范。所有规范设计操作便捷、满足救援现场特殊性要求，并能根据不同救援场景灵活组合配置，所有设计符合国际救援的标准规范。

7）具备实时与后方进行视频沟通、远程会诊的能力，同时能够及时响应相关卫生部门的高清视频通话需求。

8）救援过程中，无论是国际应急医疗队内部还是与后方的通信内容，都需要进行加密，远程通信需通过专线进行。

（三）系统构架

为了满足不同应急救援队伍的快速接入和互联互通，整个系统设计规划为“一平台四系统”的业务模式。

“一平台”即应急救援平台，通过该平台实现其他应急队伍的迅速连接，从而满足应急救援现场的双向转诊和多科会诊。同时，通过该数据平台，能够实现队伍之间的部分物资共享，确保在意外情况发生的时候，资源能得到合理分配。

在应急救援平台之下，设计了 4 个子系统，以满足不同小组的业务使用需求。具体情况如下：

1）管理决策系统。通过连接每个队员的手持终端，实现指挥小组与前方队员的实时通信，能够第一时间发布指令、通知。同时，管理决策系统能够与后方医院、相关卫生部门进行高清视频通话，及时反馈前方情况。除此之外，该系统能够通过卫星地图实时显示队员位置，确保队员安全。前方勘探的队员，也能通过这个系统回传视频和图片，从而帮助制订更好的救灾和转移决策。

2）物资仓储系统。通过针对物资仓库的 RF－ID 部署，实现在短时间内出库的自动采集和传输，实现“箱体出－数据入”的动态过程。整个仓库采用全面信息化建设模式，每一项物资都在系统中有所记录，通过这些记录，实现定期的物资维护和更新。物资仓储系统与队员的手持终端紧密相连，能够随时记录物资、药品和设备的使用情况，确保指挥组能实时了解物资总体情况。

3）电子病历系统。采用 B/S 架构建设的电子病历系统，具备通过手持终端实时录入患者信息的功能。队员通过手持终端对患者进行分诊、病历录入，实时反馈前方的救援情况。系统能够自动统计整个队伍的诊断情况，生成符合世界卫生组织标准的报表，具备“一键上报”的功能。

4）人员通信系统。每个应急救援队的队员均配备单兵设备，包含手持终端和单兵作战头盔两种。队员之间能够通过手持终端实现小组会议、单人对讲等功能，同时通过单兵作战头盔，能够在指挥帐篷中实时显示前方勘测情况。

（四）系统建设

1）营地网络建设。通信网络主要满足帐篷医院信息系统应用与后方远程医疗的需求。帐篷医院营地采用有线网络＋无线网络（LTE）的方案。有线网络使用全覆盖布线，同时在 1000m×1000m 的覆盖范围内进行无线组网。通信设备所有接口和线路均采用标识设计，便于后勤保障组成员在几分钟内完成铺线、设置、调试。

2）卫星通信。在网络中断的情况下，用于上传下达，对外发布新闻，与当地相关部门和其他救援机构进行电子邮件收发，流媒体服务，视频会议，文件发送、储存和转发等功能的实现。在必要的时候，可通过此设备连接因特网，其灵活性高，可实现即时宽带局域网连接，非常便携。

3）音视频系统。在常规网络通信完好的情况下，采用 4G 网络与后方医院指挥中心进行视频通话。

4）对讲系统。采用三防智能手持终端的对讲功能，无论有无运营商网络，均可实现对讲，无条件覆盖 1～3km 的集群对讲。通过给每位队员佩戴对讲终端，实现有网络时不限距离通话，或无网络时 1～3km 的对讲功能。具备 GPS 定位功能，时刻定位队员信息。

5）应急医疗信息系统。为方便帐篷医院系统内部各医疗环节的联系，建立专门针对应急救灾的信息系统。该系统包括检伤分类、分诊、药品物资管理、检查、检验信息采集（通过手持终端拍照录入）、生命体征监测、人员管理等子系统。

6）营地、人员安全监控。建立视频安全监控系统，包含人员轨迹追踪、电子围栏、人员定位、视频监控、自动报警等功能。全盘掌控救援队员的人身安全以及营区安全。

（五）功能需求

为提升移动医院信息化水平，方便流动医院系统内部各医疗环节的联系，应建立适用于专业医疗体系的软件系统，包含患者信息、医疗诊断信息、物资信息、数据查询统计等系统，具体如下：

1）信息登记。通过信息采集终端实现患者基础信息录入，完善转诊信息，提高工作效率。

2）检伤分类。队员在现场对每个患者做 RF－ID 检伤分类标记，利用国际通用伤票为患者做标记，通过扫描录入系统，将患者伤情以及诊断结果上传至应急系统。

3）应急电子病历。主要包含患者的入诊记录、病程记录、医嘱记录、手术记录等信息。

4）检验检查信息处理。实现检验信息、检查影像的联机存储、调用和查阅。

5）药品（物资）库存管理。建立药品物资库存管理系统，实现药品的自动出库、入库管理。准确掌握库存情况，对于库存短缺的药品，可发出警示。

6）查询统计信息上报。主要包含患者人数、危重情况、流转情况、检伤分类等数据，方便以后出现类似的情况时提前做出预判和准备。

7）音视频子系统。实现指挥组与现场队员的实时通信，在紧急情况时与指挥中心、卫健委联络汇报。

8）电子地图。其包含轨迹追踪、人员定位，以便掌握救援队员的位置及保障人身安全。多个防水、防雷、防尘布控球布控在营区四周和中央，对营区进行安全防控。

9）系统预留。系统可与第三方数据集成，支持卫星通信、移动 4G、无线网等多网络融合通信。

10）统计报表。针对移动医院出任务后，统计患者的总体情况，并按照标准的数据规范返回医院数据库，同时上报给世界卫生组织。